基层医疗卫生服务人员培训教程
常见疾病诊疗

主　编　刘兰香　万　跃　王淑琴
副主编　张丽娟　高丽园　赵　敏

编　者（以姓氏笔画为序）
万　跃　湖北省第三人民医院
王淑琴　荆楚理工学院
吕文蝶　湖北省第三人民医院
朱文静　湖北三峡职业技术学院
刘兰香　湖北三峡职业技术学院
刘晓燕　湖北省第三人民医院
杨美玲　湖北三峡职业技术学院
张丽娟　湖北三峡职业技术学院
陆承航　湖北省第三人民医院
周双双　湖北三峡职业技术学院
赵　敏　湖北三峡职业技术学院
高丽园　湖北三峡职业技术学院
黄　波　湖北三峡职业技术学院
蒋梦莎　湖北三峡职业技术学院

人民卫生出版社
·北京·

图书在版编目（CIP）数据

基层医疗卫生服务人员培训教程. 常见疾病诊疗 / 刘兰香，万跃，王淑琴主编. -- 北京 ： 人民卫生出版社，2024. 7. -- ISBN 978-7-117-36497-3

I. R4

中国国家版本馆 CIP 数据核字第 2024SY4143 号

人卫智网	www.ipmph.com	医学教育、学术、考试、健康，购书智慧智能综合服务平台
人卫官网	www.pmph.com	人卫官方资讯发布平台

基层医疗卫生服务人员培训教程——常见疾病诊疗
Jiceng Yiliao Weisheng Fuwu Renyuan Peixun Jiaocheng
——Changjian Jibing Zhenliao

主　　编：刘兰香　万　跃　王淑琴
出版发行：人民卫生出版社（中继线 010-59780011）
地　　址：北京市朝阳区潘家园南里 19 号
邮　　编：100021
E - mail：pmph @ pmph.com
购书热线：010-59787592　010-59787584　010-65264830
印　　刷：河北环京美印刷有限公司
经　　销：新华书店
开　　本：787 × 1092　1/16　印张：8.5
字　　数：191 千字
版　　次：2024 年 7 月第 1 版
印　　次：2024 年 9 月第 1 次印刷
标准书号：ISBN 978-7-117-36497-3
定　　价：52.00 元

打击盗版举报电话：010-59787491　E-mail：WQ @ pmph.com
质量问题联系电话：010-59787234　E-mail：zhiliang @ pmph.com
数字融合服务电话：4001118166　E-mail：zengzhi @ pmph.com

基层医疗卫生服务人员培训教程
编审委员会

序言一

党的二十大报告指出："发展壮大医疗卫生队伍，把工作重点放在农村和社区。"基层医疗卫生工作是我国医疗卫生事业的"网底"，同时也是相对薄弱区域。很早以前我们就意识到，要筑牢基层医疗卫生保障网，必须要加强基层卫生人才队伍建设，提升基层医疗卫生服务能力和水平。为此，湖北省卫生健康委员会和湖北省基层卫生协会筹划并启动了湖北省基层卫生人才能力提升培训。

为了解基层实际需求，历时半年多对省内各基层医疗机构管理人员、临床一线医务人员进行广泛调研，以基层实际需求为导向，以补短板为目标，制定切实可行的培训方案，选择基层可用的培训内容，确立科学合理的考核方式。在团队精心组织下，培训工作得以顺利进行。更让人欣慰的是，为期半年多的第一轮培训结束后，学员反响热烈，认为培训内容针对性强，解决实际工作问题，对基层工作帮助很大。我在与学员的交流中还了解到，医学教材卷帙浩繁，但多对基层工作针对性不够、指导性不强，遂萌生出根据基层医务人员实际需要编写一套系列教材的想法，将基层卫生培训规范化，以便更好地服务于基层卫生人才业务能力提升。

此想法与湖北三峡职业技术学院沈曙红院长不谋而合，遂委托该校老师开发基层医疗卫生服务人员培训教程系列教材，包括5个分册："临床常用诊疗技术"介绍体格检查、基本操作和心电图检查；"常见疾病诊疗"介绍常见慢性病、常见内外科急症、常见妇产科疾病、常见儿科疾病及脑卒中诊疗；"中医适宜技术"介绍针灸技术、推拿技术、其他技术和中医养生，涵盖范围主要是中医常用的实用技术和养生方法；"公共卫生服务技术"介绍预防医学基本理论知识和国家基本公共卫生服务技术规范；"常见疾病用药指导"介绍合理用药基础、基层常见疾病及特殊人群用药指导和实用中药饮片基础。

基层医疗卫生服务人员培训教程系列教材结合基层医疗卫生健康工作的实际需求，坚持科学、开放、先进、实用的原则。教材语言精练，表述规范，内容翔实，图文并茂。知识点由易到难、由浅入深，易于理解掌握。同时教材采用了纸数融合出版的形式，配套了数字化教学资源（视频、微课、动画等），方便读者时时、处处、反复学习。

该系列教材最独特之处在于内容实用，包含基层需要的诊疗技术、疾病诊治、公共卫生、中医技术以及用药指导五个方面，适应基层医疗卫生人才需求，贴近基层医疗卫生实际。采用独特的模块化设计，使教材内容实用化。在每项任务前均设有情景导入，引出问题，注重培养学习者独立思考、自主学习、解决问题的能力，助力于培养"小病善治、大病善识、慢病善管、重病善转"的合格基层医疗卫生服务人员。该系列教材是一套可供基层医疗卫生机构医师、药师、公共卫生服务人员、护理人员及其他卫生技术人员等使用的优质培训教材。

囿于水平、人力、时间，系列教材中会有不尽恰当的地方，欢迎广大读者、基层医务人员和专家赐教、批评。

李正一

2024 年 4 月

序言二

20世纪70年代，我做过赤脚医生，80年代大学毕业后在原卫生部长期从事基层卫生管理工作，90年代中期在国内边远地区贫困县担任负责扶贫和卫生工作的副县长。因此，关注基层医疗卫生，既是工作的缘故，也是我内心深处的情怀所在。

工作期间，我经历了数轮医疗卫生改革，也见证了我国基层医疗卫生事业的发展历程。新中国建立之初，党和政府即对基层卫生队伍建设十分重视，并创造性地建立了与农村地区社会经济水平相适应的"半农半医"赤脚医生队伍。70多年过去了，基层卫生队伍经历了卫生员、赤脚医生、乡村医生、乡村全科助理执业医师的不同发展阶段，成为新时代我国基层医疗卫生高质量发展不可或缺的力量。

长期在农村和卫生管理部门的工作经历，使我深刻认识到基层卫生工作对于能否实现"人人健康"的目标至关重要。要筑牢基层医疗卫生保障网，必须加强基层卫生人才队伍建设，提升基层医疗卫生服务能力和水平。政府一贯重视基层卫生工作，采取了一系列政策措施予以加强，取得了积极的成效。随着国家乡村振兴战略和健康中国战略的不断推进，基层医疗卫生机构承担的任务日益繁重，对医疗卫生人才的需求也愈加迫切。然而，基层医疗卫生人才短缺的问题依然突出，相关人员的专业技能和服务能力方面仍需要持续加强。

针对这一现状，湖北省基层卫生协会和湖北三峡职业技术学院积极发挥职业教育的优势，组织编写了这套基层医疗卫生服务人员培训教程。本套教材紧密围绕基层医疗实际工作需求，注重理论与实践相结合，旨在提升基层医疗卫生人员的专业技能和服务水平，为基层医疗健康事业贡献力量。

基层医疗卫生服务人员培训教程包括"临床常用诊疗技术""常见疾病诊疗""中医适宜技术""公共卫生服务技术""常见疾病用药指导"5个分册，涉及多个领域，内容全面，实用性强。通过学习这些教材，读者可以系统掌握现代医疗知识，了解最新的医疗政策和技术动态，培养医德医风，成为既有医术又有仁爱之心的优秀基层医疗卫生人才。这套教材可作为基层医务工作人员提升自身业务水平的重要参考书籍。

衷心希望本套教材能够成为培养高素质基层医疗卫生人才的重要工具，为促进我国基层卫生事业的发展作出新的贡献。祝愿所有使用本教材的读者学有所成，成为人民健康的守护者。

2024年5月6日于北京

前　言

随着社会的快速发展和人民生活水平的逐步提高,人们对于基层医疗服务的要求也日益增长。但基层医疗情况复杂,百姓常常出现小病不治、大病久拖、慢病不管、重病不查的情况。因此,提升基层医务人员对常见疾病的诊疗水平,做到小病善治、大病善识、慢病善管、重病善转,是提高基层医疗服务能力、满足人们对基层医疗服务需求的关键。我们编写这本适合基层医疗需求的教材,旨在帮助基层医疗卫生人员提高专业操作及诊疗能力,提升基层医疗卫生服务水平。

本培训教材围绕基层常见、多发疾病的诊断及治疗编写。教材内容精简,语言精练,易于随时翻阅学习,贴合基层工作实际。形式上从传统的理论陈述转向重现临床诊疗操作过程,读者能够在随手翻阅中夯实理论基础,并跟随教材内容进行模拟诊疗,从而强化疾病诊疗临床思维,提升诊治水平。教材包括五个模块,对常见慢性病、内外科急症、妇产科疾病、儿科疾病以及脑卒中的理论知识进行梳理,选取临床真实病例导入,引导读者进行病例分析,完成诊疗实施过程,并进行相应的评价及任务拓展,使读者能通过本书掌握基层常见疾病的诊疗方法。同时,将思政教育、职业素养、工匠精神的培养与教材内容融为一体,在培养医疗卫生人员专业技术能力的同时,也培养其"仁心仁术仁爱"的职业精神,以做好人民健康的守门人。

本教材可供从事基层医疗卫生工作的临床医师使用,也可供医药卫生类专业相关从业者使用。

感谢沈曙红院长、张慧莉副院长、黄波主任,他们提供的行业洞察和建议,为这本书的编写指明了方向、提供了动力。感谢所有编者在书稿编写中的辛苦付出,是他们的无私奉献使教材得以顺利出版。感谢所有支持和帮助我们的同事、家人和朋友。希望这本书能够满足大家的期望,为基层医疗卫生事业作出应有的贡献。

所有编者本着客观、认真、负责的态度编写本书,但限于自身知识与经验,书中或有错误或不足之处,敬请各位同行批评指正!

刘兰香　万　跃　王淑琴
2024 年 3 月

目　录

模块一　常见慢性病诊疗   1
  任务一　慢性阻塞性肺疾病   1
  任务二　原发性高血压   7
  任务三　冠状动脉粥样硬化性心脏病   13
  任务四　糖尿病   23

模块二　常见内外科急症诊疗   31
  任务一　上消化道出血   31
  任务二　急腹症   36
  任务三　尿路感染   44
  任务四　尿路结石   49

模块三　常见妇产科疾病诊疗   55
  任务一　妊娠的诊断与监护   55
  任务二　产褥期的处理与保健   61
  任务三　阴道炎   65
  任务四　子宫颈病变的筛查与治疗   73

模块四　常见儿科疾病诊疗   80
  任务一　小儿生长发育   80
  任务二　儿童保健   83
  任务三　儿童出疹性疾病   86
  任务四　儿童呼吸系统疾病   90

模块五　脑卒中诊疗   96
  任务一　缺血性脑卒中   96
  任务二　出血性脑卒中   109
  任务三　脑卒中神经康复   118

模块一　常见慢性病诊疗

任务一

慢性阻塞性肺疾病

任务目标

1. 认识慢性阻塞性肺疾病临床表现特点。

2. 能对慢性阻塞性肺疾病患者进行初步诊断及病情评估。

3. 能识别慢性阻塞性肺疾病急性加重期，能对稳定期患者进行健康教育、氧疗及用药指导。

任务导入

患者，男，71岁。患者15年前开始出现咳嗽咳痰伴喘息，多于秋冬季节发作，经抗生素及对症治疗后症状可缓解。2d前受凉后咳痰喘息症状加重，伴发热，最高体温38.6℃，自行口服阿莫西林胶囊及退热药物治疗，效果不佳。既往吸烟50余年，平均30支/d。

要求：根据患者病情作出初步诊断，提出合理治疗方案。

相关理论知识

慢性阻塞性肺疾病（chronic obstructive pulmonary disease，COPD）简称慢阻肺，是一种具有气流受限特征的疾病，气流受限不完全可逆，呈进行性发展，与肺部对有害气体或颗粒的异常炎症反应有关。慢阻肺是呼吸系统疾病中的常见病和多发病，因肺功能进行性减退，严重影响患者的活动能力和生活质量。

（一）病因、发病机制及病理生理

慢阻肺与慢性支气管炎和肺气肿关系密切，机体自身因素与环境因素如吸烟、粉尘和化学物质、空气污染、呼吸道感染等均影响慢阻肺的发生发展。多种因素作用导致慢性支气管炎、慢性细支气管炎与肺气肿，使小气道阻力明显升高、肺泡弹性回缩力明显降低，造成慢阻肺特征性的持续性气流受限，出现肺通气功能障碍，进而发展导致肺换气功能障碍。以上过程引起缺氧和二氧化碳潴留，可发生不同程度的低氧血症和高碳酸血症，最终出现呼吸衰竭。

（二）典型临床表现

1. **慢性咳嗽**　常晨间咳嗽明显，夜间阵咳或排痰，随病程发展可终身不愈。

2．**咳痰**　常为白色黏液性或浆液泡沫性痰，清晨排痰较多，急性期痰量增多，可出现脓痰。

3．**气短或呼吸困难**　慢阻肺的标志性症状，早期在较剧烈活动时出现，后逐渐加重，以致日常活动甚至休息时也感气促。

4．**喘息和胸闷**　部分患者特别是重度患者或急性加重期患者出现喘息胸闷症状。

（三）诊断标准

1．**拟诊**　有吸烟等慢性阻塞性肺疾病高危因素史，有慢性咳嗽、咳痰、进行性加重的呼吸困难等典型症状可拟诊。

2．**确诊**　需要肺功能检查，在使用支气管扩张剂后第1秒用力呼气容积（forced expiratory volume in first second，FEV_1）占用力肺活量（forced vital capacity，FVC）的比值（FEV_1/FVC）降低（<70%），可以确认患者存在持续气流受限。

（四）病情评估

稳定期病情严重程度评估如下。

1．**肺功能评估**　使用慢性阻塞性肺疾病全球倡议（global initiative for chronic obstructive lung disease，GOLD）分级，慢阻肺患者吸入支气管扩张剂后 FEV_1/FVC<70%，再依据其 FEV_1 下降幅度进行气流受限严重度分级（表1-1-1）。

表1-1-1　COPD患者气流受限严重程度的肺功能分级

肺功能分级	患者 FEV_1 占预计值百分比/（%预计值）
GOLD 1级：轻度	≥80
GOLD 2级：中度	50~79
GOLD 3级：重度	30~49
GOLD 4级：极重度	<30

2．**症状评估**　采用改良版英国医学研究委员会（modified British medical research council，mMRC）呼吸困难问卷评估呼吸困难程度（表1-1-2），采用慢阻肺评估测试（COPD assessment test，CAT）评估慢阻肺患者的健康损害程度（表1-1-3）。

表1-1-2　mMRC呼吸困难问卷

mMRC分级	呼吸困难症状
0级	只有在剧烈活动时才感到呼吸困难
1级	平地快步行走或爬缓坡时出现呼吸困难
2级	由于呼吸困难，平地行走时比同龄人慢或需要停下来休息

续表

mMRC 分级	呼吸困难症状
3 级	平地行走 100m 左右或数分钟后即需要停下来喘气
4 级	因严重呼吸困难不能离开家，或穿衣脱衣时即出现呼吸困难

表 1-1-3　COPD 患者自我评估测试（CAT）

症状	评分	症状
我从不咳嗽	0 1 2 3 4 5	我一直咳嗽
我一点痰也没有	0 1 2 3 4 5	我有很多痰
我没有胸闷的感觉	0 1 2 3 4 5	我感到非常胸闷
我爬一个小坡或上一层楼不感到呼吸困难	0 1 2 3 4 5	我爬一个小坡或上一层楼感到严重的呼吸困难
我在家里的任何活动都不受到慢阻肺的影响	0 1 2 3 4 5	我在家里的任何活动都很受慢阻肺的影响
虽然有肺部疾病，但我有信心外出	0 1 2 3 4 5	因为肺部病情，我完全没有信心外出
我睡眠很好	0 1 2 3 4 5	因为肺部病情，我完全睡不好
我感到精力充沛	0 1 2 3 4 5	我完全没有精力

3. 急性加重风险评估　慢阻肺急性加重是指咳嗽、咳痰、呼吸困难比平时加重，或痰量增多，或咳黄痰，需要改变用药方案。上一年发生 2 次及以上急性加重，或者 1 次及以上需要住院治疗的急性加重，均提示今后急性加重风险增加。

依据上述肺功能、症状、急性加重风险等，即可对稳定期慢阻肺患者的病情严重程度作出综合评估（图 1-1-1），并依据评估结果选择稳定期的主要治疗药物（图 1-1-2）。

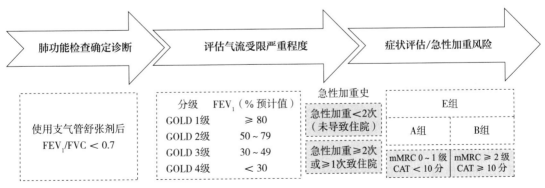

图 1-1-1　COPD 患者稳定期病情严重程度综合性评估

注：A 组，低风险，症状少；B 组，低风险，症状多；E 组，高风险。

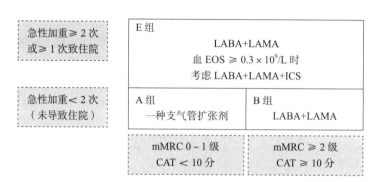

图 1-1-2　COPD 患者稳定期主要治疗药物示意图

注：EOS，嗜酸性粒细胞；LABA，长效 β₂ 受体激动剂；LAMA，长效抗胆碱能药物；ICS，吸入糖皮质激素。A 组，低风险，症状少；B 组，低风险，症状多；E 组，高风险。

（五）治疗原则

1. 稳定期治疗

（1）教育与管理：劝导吸烟的患者戒烟。因职业或环境粉尘、刺激性气体所致者，应脱离污染环境。

（2）药物治疗

1）支气管扩张剂：支气管扩张剂是慢阻肺稳定期患者最主要的治疗药物，包括肾上腺素受体激动剂（短效制剂如沙丁胺醇、长效制剂如沙美特罗），抗胆碱药（短效制剂如异丙托溴铵、长效制剂如噻托溴铵），茶碱类药（如茶碱缓释或控释片，0.2g，每 12 小时 1 次；氨茶碱，0.1g，3 次 /d）。

2）糖皮质激素：主要针对高风险患者（E 组），常用剂型有沙美特罗加氟替卡松、福莫特罗加布地奈德。

3）祛痰药物：对痰不易咳出者可应用盐酸氨溴索 30mg，3 次 /d；N- 乙酰半胱氨酸 0.6g，2 次 /d；或羧甲司坦 0.5g，3 次 /d。

（3）长期家庭氧疗（LTOT）：长期家庭氧疗可提高慢阻肺并发慢性呼吸衰竭患者的生活质量和生存率。使用指征为① 指脉血氧饱和度（PaO_2）≤55mmHg 或动脉血氧饱和度（SaO_2）≤88%，有或无高碳酸血症。② PaO_2 55 ~ 60mmHg，或 SaO_2<89%，并有肺动脉高压、右心衰竭或红细胞增多症（血细胞比容>0.55）。一般采用鼻导管吸氧，氧流量 1.0 ~ 2.0L/min，吸氧时间>15h/d。治疗目标是使患者在海平面、静息状态下，维持 PaO_2≥60mmHg 和 / 或 SaO_2>90%。

（4）康复治疗：使因进行性气流受限、严重呼吸困难而很少活动的患者改善活动能力、提高生活质量，是稳定期患者的重要治疗手段。

2. 急性加重期治疗　患者出现咳嗽、咳痰、呼吸困难比平时加重，或痰量增多，或咳黄痰时，及时确定急性加重的原因（最常见的是细菌或病毒感染）及病情的严重程度，根据病情严重程度决定门诊或住院治疗。

任务分析

本次任务要求对导入病例作出初步诊断，提出合理治疗方案，分析如下。

（一）归纳病例特点

1．病因及诱因 老年男性患者，有长期大量吸烟史，此次起病前曾受凉。

2．主要症状特点 反复咳嗽、咳痰伴喘息。

患者有长期大量吸烟史，有慢性咳嗽、咳痰伴喘息的典型症状，可拟诊慢性阻塞性肺疾病。

（二）完善临床资料以明确诊断

1．体格检查 是否有桶状胸，叩诊呈过清音，干啰音或湿啰音等异常体征。

2．辅助检查 肺功能检查确定是否存在持续气流受限；肺部 CT 检查排除其他疾病有助于鉴别诊断；血常规及病原学检查明确感染情况；必要时完善血气分析判断是否存在低氧血症、高碳酸血症、酸碱平衡失调以及呼吸衰竭等。

3．分期 患者受凉后出现咳痰喘息症状加重，伴发热，最高体温 38.6℃，考虑急性加重期。

（三）确定治疗方案

1．支气管扩张剂 沙丁胺醇或加用异丙托溴铵雾化吸入治疗。

2．低流量吸氧 鼻导管或文丘里（venturi）面罩吸氧，鼻导管给氧时氧浓度为 28%～30%。

3．抗生素 针对性地选用致病菌敏感的抗生素治疗。

4．糖皮质激素 如患者需要住院治疗，可考虑泼尼松龙 30～40mg/d，有效后逐渐减量，一般疗程为 10～14d，也可静脉给予甲泼尼龙 40～80mg/d，连用 5～7d。

5．机械通气 并发较严重呼吸衰竭的患者可使用。

6．其他治疗措施 合理补充液体和电解质以保持身体水电解质平衡。

任务实施及评分标准

对该案例患者的诊疗流程及评分标准见表 1-1-4。

表 1-1-4 诊疗流程及评分标准

诊疗流程			内容要点	评分	注意事项
搜集临床资料	采集病史	问诊	了解疾病发生与发展过程	15	简明、系统、全面、完整，查阅患者既往病历资料

续表

诊疗流程			内容要点	评分	注意事项
搜集临床资料	体格检查	视诊	桶状胸、呼吸快，缩唇呼吸	3	全面、系统、准确地获得重要结果，体现人文关怀
		触诊	双侧语颤减弱	3	
		叩诊	肺部过清音，心浊音界缩小，肺下界和肝浊音界下降	5	
		听诊	呼吸音减弱，呼气延长，闻及干啰音或湿啰音	5	
	实验室及辅助检查	肺功能	吸入支气管扩张剂后 $FEV_1/FVC<70\%$，可以确认存在不可逆的气流受阻	5	据病情合理选择检查项目，并注意结合临床解释检查结果
		影像学检查	胸部 X 线或 CT 检查，主要用于排除其他具有相似症状的呼吸系统疾病	3	
		血气分析	判断是否存在呼吸衰竭	3	
		血常规、痰培养	明确感染情况	3	
分析资料并明确诊断	诊断		老年男性，长期大量吸烟史，有慢性咳嗽、咳痰伴喘息的典型症状，拟诊慢性阻塞性肺疾病。此次起病有受凉，咳痰喘息加重伴发热，考虑急性加重期	10	如存在不可逆气流受阻时，须排除其他引起同样情况的疾病，方可诊断慢阻肺
	鉴别诊断		支气管哮喘、心血管疾病及其他引起慢性咳嗽、咳痰的疾病	5	
治疗方案与健康教育	治疗方案	支气管扩张剂	沙丁胺醇或加用异丙托溴铵雾化吸入	5	防治并发症
		低流量吸氧	鼻导管给氧，氧浓度为 28%~30%	5	
		抗生素	经验性选用，待病原学结果调整	5	
		其他治疗	支持治疗，维持水、电解质平衡	5	
	健康教育	减少危险因素	戒烟、脱离粉尘环境、控制空气污染	4	在疾病的任何阶段戒烟都对慢阻肺控制有益
		防治感染	积极防治婴幼儿和儿童期的呼吸系统感染，接种流行性感冒病毒疫苗、肺炎链球菌疫苗等预防反复感染	3	
		加强监测	高危人群定期监测肺功能，及时发现慢阻肺并早期干预	3	
综合评价			仪表整洁，态度和蔼，言语恰当 诊疗操作规范熟练 逻辑清晰，体现临床思维	2 4 4	

（刘兰香）

任务二
原发性高血压

任务目标

1. 认识原发性高血压的临床表现。
2. 能对原发性高血压患者进行初步诊断及血压水平分级。
3. 能对原发性高血压患者进行用药指导及健康教育。

任务导入

患者，男，47岁。患者于2年前精神紧张时出现头晕，呈阵发性发作，发作时伴有头痛及疲劳感，稍事休息后，上述症状可消失，未引起重视。其间上述症状反复发作，逐渐加重。1个月前在体检时发现血压升高，达170/97mmHg（1mmHg=0.133kPa），自行服用降压药物（复方利血平氨苯蝶啶片，1片/次，1次/d）后。门诊以"原发性高血压"收住入院。

既往体健，无特殊病史，5年吸烟史，平均17支/d，无饮酒史，有高血压家族史。

要求：根据患者病情作出初步诊断，并提出合理治疗方案。

相关理论知识

原发性高血压，是以体循环动脉压升高为主要临床表现的心血管综合征，通常简称为高血压，是心脑血管疾病最重要的危险因素，常与其他心血管危险因素共存，可损伤重要脏器，如心、脑、肾的结构和功能，最终导致这些器官的功能衰竭。

（一）血压的分类和定义

高血压的标准是根据临床及流行病学资料界定的，且会随着流行病学资料及时调整。高血压：未使用降压药物的情况下，诊室收缩压≥140mmHg和/或舒张压≥90mmHg。根据血压升高水平，进一步将高血压分为1~3级：1级高血压，收缩压140~159mmHg，舒张压90~99mmHg；2级高血压，收缩压160~179mmHg，舒张压100~109mmHg；3级高血压，收缩压≥180mmHg，舒张压≥110mmHg。当收缩压和舒张压分属于不同分级时，以较高的级别作为标准。

（二）病因及发病机制

基础和临床研究表明，高血压不是一种同质性疾病，不同个体间病因和发病机制不尽相同。高血压病程较长，进展一般较缓慢，不同阶段始动、维持和加速机制不同，各种发病机制间也存在交互作用。因此，高血压是多因素、多环节、多阶段和个体差异性较大的疾病。

1. 与高血压发病有关的因素

（1）遗传因素：高血压具有明显的家族聚集性。父母均有高血压，子女发病概率高达46%。约60%高血压患者有高血压家族史。

（2）环境因素

1）饮食：不同地区人群血压水平和高血压患病率与钠盐平均摄入量显著正相关，摄盐过多导致血压升高主要见于对盐敏感人群。钾摄入量与血压呈负相关。高蛋白质摄入属于升压因素。饮食中饱和脂肪酸，或饱和脂肪酸/多不饱和脂肪酸比值较高也属于升压因素。饮酒量与血压水平线性相关，尤其与收缩压相关性更强。

2）精神应激：城市脑力劳动者高血压患病率超过体力劳动者，从事精神紧张度高的职业者患高血压的可能性较大，长期生活在噪声环境中听力敏感性减退者患高血压也较多。此类高血压患者经休息后症状和血压可获得一定改善。

3）吸烟：吸烟可使交感神经末梢释放去甲肾上腺素增加而使血压增高，同时可以通过氧化应激损害一氧化氮（NO）介导的血管舒张引起血压增高。

（3）其他因素

1）体重：体重增加是血压升高的重要危险因素。肥胖的类型与高血压发生关系密切，腹型肥胖者容易患高血压。

2）药物：服用避孕药妇女血压升高发生率及程度与服药时间长短有关。口服避孕药引起的高血压一般为轻度，并且可逆转，在终止服药后3~6个月血压常恢复正常。其他如麻黄碱、肾上腺皮质激素、非甾体抗炎药、甘草等也可使血压增高。

3）睡眠呼吸暂停低通气综合征（sleep apnea hypopnea syndrome，SAHS）：是指睡眠期间反复发作性呼吸暂停。SAHS患者50%有高血压，血压升高程度与SAHS病程和严重程度有关。

2. 高血压的发病机制

（1）神经机制：各种原因使大脑皮质下神经中枢功能发生变化，各种神经递质浓度与活性异常，包括去甲肾上腺素、肾上腺素、多巴胺、神经肽Y、5-羟色胺、抗利尿激素、脑啡肽、脑钠肽和中枢肾素-血管紧张素系统，最终使交感神经系统活性亢进，增加心排血量及外周阻力使血压增高。

（2）肾脏机制：各种原因引起肾性水钠潴留，增加血容量，通过全身血流自身调节使外周血管阻力和血压升高，启动压力-利尿钠（pressure-natriuresis）机制再将潴留的水、钠排泄出去。也可能通过排钠激素分泌释放增加，例如内源性类洋地黄物质，在排泄水、钠的同时使外周血管阻力增高而使血压增高。现代高盐饮食的生活方式加上遗传性或获得性肾脏排钠能力的下降是许多高血压患者的基本病理生理异常。

（3）激素机制：肾素-血管紧张素-醛固酮系统（renin-angiotensin-aldosterone system，RAAS）激活。经典的RAAS包括：肾小球入球动脉的球旁细胞分泌肾素，激活从肝脏产生的血管紧张素原（angiotensinogen，AGT），生成血管紧张素Ⅰ（angiotensin Ⅰ，AT Ⅰ），然后经肺循环的血管紧张素转化酶（angiotensin-converting enzyme，ACE）生成血管紧张素Ⅱ（angiotensin Ⅱ，AT Ⅱ）。AT Ⅱ是RAAS的主要效应物质，作用于血管紧张素Ⅱ受体，使小动脉平滑肌收缩，刺激肾上腺皮质球状带分泌醛固酮，通过交感神经末梢突触前膜的正反馈使去甲肾上腺素分泌增加，这些作用均可使血压升高。

（4）血管机制：大动脉和小动脉结构与功能的变化，也就是血管重构在高血压发病中发挥着重要作用。覆盖在血管壁内表面的内皮细胞能生成、激活和释放各种血管活性物质调节心血管功能，如一氧化氮（NO）、前列腺素、内皮素、内皮依赖性血管收缩因子等。年龄增长以及各种心血管危险因素，如血脂异常、血糖升高、吸烟、高同型半胱氨酸血症等，导致血管内皮细胞功能异常，使氧自由基产生增加，NO灭活增强，血管炎症、氧化应激反应等影响动脉的弹性功能和结构。由于大动脉弹性减退，脉搏波传导速度增快，反射波抵达中心大动脉的时相从舒张期提前到收缩期，出现收缩期延迟压力波峰，可以导致收缩压升高，舒张压降低，脉压增大。

（5）胰岛素抵抗：胰岛素抵抗（insulin resistance，IR）是指必须以高于正常的血胰岛素释放水平来维持正常的糖耐量，表示机体组织对胰岛素处理葡萄糖的能力减退。约50%原发性高血压患者存在不同程度的IR，在肥胖、血甘油三酯升高、高血压及糖耐量减退同时并存的四联症患者中最为明显。

（三）典型临床表现及并发症

原发性高血压大多数起病缓慢，缺乏特殊临床表现，导致诊断延迟，仅在测量血压时或发生心、脑、肾等并发症时才被发现。常见症状有头晕、头痛、颈项紧张、疲劳、心悸等，也可出现视物模糊、鼻出血等较重症状。典型的高血压头痛在血压下降后即可消失。如果突然发生严重头晕与眩晕，要注意可能是脑血管病、降压过度或直立性低血压。高血压患者还可以出现受累器官的症状，如胸闷、气短、心绞痛、多尿等。

高血压体征一般较少。周围血管搏动、血管杂音、心脏杂音等是重点检查的项目。应重视的是颈部、背部两侧肋脊角、上腹部脐两侧、腰部肋脊处的血管杂音，较常见。心脏听诊可有主动脉瓣区第二心音亢进、收缩期杂音或收缩早期喀喇音。

常见并发症包括：① 脑血管病，包括脑出血、脑血栓形成、腔隙性脑梗死、短暂性脑缺血发作；② 心力衰竭和冠心病；③ 慢性肾衰竭；④ 主动脉夹层。

（四）常用辅助检查

1. **基本项目** 血液生化、全血细胞计数、血红蛋白、血细胞比容、尿液分析、心电图。

2. **推荐项目** 24h动态血压监测、超声心动图、颈动脉超声、餐后2h血糖、血同型半胱氨酸、尿白蛋白定量、尿蛋白定量、眼底检查、胸部X线检查、脉搏波传导速度以及踝臂血压指数等。

3. **选择项目** 对怀疑为继发性高血压患者，根据需要可以分别选择以下检查项目：血浆肾素活性、血和尿醛固酮、血和尿皮质醇、血肾上腺素及去甲肾上腺素、血和尿儿茶酚胺、动脉造影、肾和肾上腺超声、电子计算机断层扫描（computed tomography，CT）

或磁共振成像（magnetic resonance imaging，MRI）、睡眠呼吸监测等。对有并发症的高血压患者，进行相应的心、脑和肾检查。

（五）诊断标准

高血压诊断主要根据诊室测量的血压值，采用经核准的汞柱式或电子血压计，测量安静休息坐位时上臂肱动脉部位血压。一般需要测量 3 次非同日血压，血压值收缩压均≥140mmHg 和 / 或舒张压均≥90mmHg 可诊断高血压。患者既往有高血压史，正在使用降压药物，血压虽然正常，也诊断为高血压。

一般来说，左、右上臂的血压相差 1.33～2.66kPa（10～20mmHg）。如果左、右上臂血压相差较大，要考虑一侧锁骨下动脉及远端有阻塞性病变。如疑似直立性低血压的患者还应测量平卧位和站立位血压。

是否血压升高，不能仅凭 1 次或 2 次诊室血压测量值，需要经过一段时间的随访，进一步观察血压变化和总体水平。除诊室血压外，更要充分利用家庭自测血压和动态血压监测的方法，全面评估血压状态。

（六）病情评估

高血压患者的预后不仅与血压水平有关，而且与是否合并其他心血管危险因素以及靶器官损害程度有关。因此从指导治疗和判断预后的角度，应对高血压患者进行心血管危险分层，将高血压患者分为低危、中危、高危和很高危。

（七）治疗原则

原发性高血压目前尚无根治方法。降压治疗的最终目的是减少高血压患者心、脑血管疾病的发生率和死亡率。

1. 治疗性生活方式干预　适用于所有高血压患者。

（1）减轻体重：将身体质量指数（body mass index，BMI），BMI= 体重（kg）/［身高（m）］^{2}，尽可能控制在 24kg/m^2 以下。

（2）减少钠盐摄入：应减少烹调用盐，每人每日食盐量以不超过 6g 为宜。

（3）补充钾盐：每日吃新鲜蔬菜和水果。

（4）减少脂肪摄入：减少食用油摄入，少吃或不吃肥肉和动物内脏。

（5）戒烟限酒。

（6）增加运动：运动有利于减轻体重和改善胰岛素抵抗，提高心血管调节适应能力，稳定血压水平。

（7）减轻精神压力，保持心态平衡。

（8）必要时补充叶酸制剂。

2. 降压药物治疗对象

（1）高血压 2 级或以上患者。

（2）高血压合并糖尿病，或者已经有心、脑、肾靶器官损害或并发症患者。

（3）血压持续升高，改善生活方式后血压仍未获得有效控制者。高危和很高危患者必须使用降压药物强化治疗。

3．血压控制目标值 目前一般主张血压控制目标值应<140/90mmHg。糖尿病、慢性肾脏病、心力衰竭或病情稳定的冠心病合并高血压患者，血压控制目标值<130/80mmHg。对于老年收缩期高血压患者，收缩压控制在150mmHg以下，如果能够耐受可降至140mmHg以下。大多数高血压患者，应根据病情在数周至数个月内将血压逐渐降至目标水平。

4．多重心血管危险因素协同控制 降压治疗方案除了必须有效控制血压，还应兼顾对血糖、血脂、尿酸和同型半胱氨酸等多重危险因素的控制。

（八）降压药物治疗

1．降压药物应用基本原则 使用降压药物应遵循小剂量开始、优先选择长效制剂、联合用药及个体化用药4项原则。

2．降压治疗方案 常用的抗高血压药物，有利尿剂、钙通道阻滞剂（CCB）、β受体拮抗剂、血管紧张素转化酶抑制剂（ACEI）、血管紧张素Ⅱ受体拮抗剂（ARB）等。目前认为，2级高血压患者在开始时就可以采用两种降压药物联合治疗，联合治疗有利于血压较快达到目标值，也利于减少不良反应。

联合治疗应采用不同降压机制的药物。我国临床主要推荐应用优化联合治疗方案是：ACEI/ARB+二氢吡啶类CCB；ARB/ACEI+噻嗪类利尿剂；二氢吡啶类CCB+噻嗪类利尿剂：二氢吡啶类CCB+β受体拮抗剂。次要推荐使用的联合治疗方案是：利尿剂+β受体拮抗剂；α受体拮抗剂+β受体拮抗剂；二氢吡啶类CCB+保钾利尿剂；噻嗪类利尿剂+保钾利尿剂。

三种降压药联合治疗一般必须包含利尿剂。采用合理的治疗方案，一般可使患者在治疗3~6个月内达到血压控制目标值。对于有并发症的患者，降压药和治疗方案选择应该个体化。

高血压患者需要长期降压治疗，尤其是高危和很高危患者。在每个患者确立有效治疗方案血压控制后，仍应继续治疗，不应随意停止治疗或频繁改变治疗方案。

由于降压治疗的长期性，因此患者的治疗依从性十分重要。医师可采取措施提高患者治疗依从性，如与患者保持经常性的良好沟通，让患者和家属参与制订治疗计划，鼓励患者家中自测血压。

任务分析

本次任务要求对导入病例作出初步诊断，并提出合理治疗方案，分析如下。

（一）归纳病例特点

1. 病因及诱因　中年男性患者，社会压力较大，有高血压家族史及长期吸烟史。

2. 主要症状特点　阵发性头晕、头痛，伴有疲劳感，症状逐渐加重。

患者有高血压家族史，有长期吸烟史，有发作性头晕、头痛的症状，体检测血压170/97mmHg，可拟诊原发性高血压。

（二）完善临床资料以明确诊断

1. 体格检查　是否有周围血管搏动、血管杂音及心脏杂音等异常体征。

2. 辅助检查　血液生化；全血细胞计数、血红蛋白和血细胞比容；尿液分析；心电图、24h 动态血压监测、超声心动图、颈动脉超声、餐后 2h 血糖、血同型半胱氨酸、尿白蛋白定量、尿蛋白定量、眼底检查、胸部 X 线检查、脉搏波传导速度以及踝臂血压指数等。

3. 血压水平分类　该患者无明显并发症及靶器官损害情况，综合考虑为原发性高血压 2 级。

（三）确定治疗方案

1. 治疗性生活方式干预　减少钠盐摄入、补充钾盐、减少脂肪摄入、戒烟、增加运动、减轻精神压力，保持心态平衡。

2. 药物治疗

（1）钙通道阻滞剂：硝苯地平控释片 30mg 口服，1 次 /d。

（2）β 受体拮抗剂：美托洛尔片 25mg 口服，2 次 /d。

任务实施及评分标准

对该案例患者的诊疗流程及评分标准见表 1-2-1。

表 1-2-1　诊疗流程及评分标准

诊疗流程			内容要点	评分	注意事项
搜集临床资料	采集病史	问诊	了解疾病发生与发展过程	15	简明、系统、全面、完整，查阅患者既往病历资料
	体格检查	视诊	无特殊	3	全面、系统、准确地获得重要结果，体现人文关怀
		触诊	无特殊	3	
		听诊	颈部、背部两侧肋脊角、上腹部脐两侧、腰部肋脊处可闻及血管杂音；心脏听诊可有主动脉瓣区第二心音亢进、收缩期杂音或收缩早期喀喇音	5	

续表

诊疗流程			内容要点	评分	注意事项
搜集临床资料	实验室及辅助检查	血生化	可有总胆固醇、甘油三酯增高；如伴随靶器官损害，可有不同程度的肾功能损害	3	据病情合理选择检查项目，并注意结合临床解释检查结果
		心电图检查	无异常	3	
		动态血压监测	可发现隐蔽性高血压，检查是否存在顽固性高血压，评估血压升高程度	5	
		肾上腺超声、CT或MRI	鉴别是否为继发性高血压	10	
分析资料并明确诊断	诊断		中年男性患者，社会压力较大，有阵发性头晕、头痛，伴有疲劳感，有高血压家族史，有长期吸烟史，有发作性头晕、头痛的症状，体检测血压170/97mmHg，可拟诊原发性高血压2级，待相关实验室及辅助检查进一步明确诊断	5	患者出现发作性头痛时，须排除其他引起同样情况的疾病，方可诊断原发性高血压
	鉴别诊断		继发性高血压、脑血管疾病	3	
治疗方案与健康教育	治疗方案	生活方式干预	减少钠盐摄入、补充钾盐、减少脂肪摄入、戒烟、增加运动、减轻精神压力，保持心态平衡	15	防治并发症
		药物治疗	硝苯地平控释片30mg口服，1次/d	10	
			美托洛尔片25mg口服，2次/d	5	
	健康教育	长期服药、个体化治疗	遵医嘱坚持服药，不可随意停药，不可随意调整口服药种类或剂量；坚持测量血压，了解自身血压变化情况；定期检查靶器官功能	5	在疾病的任何阶段戒烟都对原发性高血压的控制有益
综合评价			仪表整洁，态度和蔼，言语恰当 诊疗过程熟练规范 逻辑清晰，体现临床思维	2 4 4	

（朱文静）

任务三

冠状动脉粥样硬化性心脏病

任务目标

1. 认识冠状动脉粥样硬化性心脏病的临床表现。

2. 能对稳定型心绞痛患者进行初步诊断及病情严重程度评估。

3. 能识别急性冠脉综合征，能对稳定型心绞痛患者进行用药指导及健康教育。

任务导入

患者，男，65 岁。患者于 3 年前在活动后出现胸骨后压迫性疼痛，伴胸闷不适，无恶心呕吐，无明显呼吸困难，停止诱发活动后可于 5min 内缓解。未引起重视。其间症状反复发作，疼痛持续时间及缓解时间逐渐延长。1h 前在菜市场因琐事与人发生争执，上述情况再次出现，路人拨打 120 急送入院。既往有吸烟史，持续 34 年，平均 20 支 /d，有冠状动脉粥样硬化性心脏病家族史。

要求：根据患者病情作出初步诊断，并提出合理治疗方案。

相关理论知识

冠状动脉粥样硬化性心脏病是指冠状动脉粥样硬化引起管腔狭窄或阻塞，导致心肌缺血、缺氧或坏死而引起的心脏病，简称冠心病，也称缺血性心脏病。

（一）分类、发病机制及病理生理

1979 年世界卫生组织将冠心病分为五型：① 隐匿型或无症状型冠心病；② 心绞痛；③ 心肌梗死；④ 缺血性心肌病；⑤ 猝死。近年趋向于根据发病特点和治疗原则不同分为两大类：① 慢性冠脉疾病（chronic coronary artery disease，CAD），也称慢性心肌缺血综合征（chronic ischemic syndrome，CIS），包括稳定型心绞痛、缺血性心肌病和隐匿型冠心病等；② 急性冠脉综合征（acute coronary syndrome，ACS），包括不稳定型心绞痛（unstable angina，UA）、非 ST 段抬高型心肌梗死（non-ST-segment elevation myocardial infarction，NSTEMI）和 ST 段抬高型心肌梗死（ST-segment elevation myocardial infarction，STEMI），也有将冠心病猝死包括在内。

当冠脉的供血与心肌的需血之间发生矛盾，冠脉血流量不能满足心肌代谢的需要，就可引起心肌缺血缺氧。暂时的缺血缺氧引起心绞痛，而持续严重的心肌缺血可引起心肌坏死即为心肌梗死。

心肌能量的产生要求大量的供氧。在正常情况下，冠状动脉循环有很大的储备，神经和体液的调节使冠状动脉的供血和心肌的需血两者保持着动态的平衡。当冠状动脉管腔内存在显著的固定狭窄（50%～75%）时，安静状态下尚能代偿，而运动、心动过速、情绪激动等造成心肌需氧量增加时，可导致短暂的心肌供氧和需氧间的不平衡，这是引起大多数慢性稳定型心绞痛发作的机制。不稳定型粥样硬化斑块发生破裂、糜烂或出血，继发血小板聚集或血栓形成，导致管腔狭窄程度急剧加重，或冠状动脉发生痉挛，均可使心肌氧供应减少，这是引起 ACS 的主要原因。心肌缺血后产生疼痛感觉的直接因素可能是在缺血缺氧的情况下，心肌内积聚过多的代谢产物，如乳酸、丙酮酸、磷酸等酸性物质，或类似激肽的多肽类物质，刺激心脏内自主神经的传入纤维末梢，经上颈神经节至第 5 胸交感神经节和相应的脊髓段，传至大脑产生疼痛感觉。这种痛觉常投射到与自主神经进入水平相同脊髓段的脊神经所分布的区域，即胸骨后及两臂的前内侧与小指，尤其是在左侧。下文结合病例重点阐述常见的稳定型心绞痛相关内容。

（二）典型临床表现

稳定型心绞痛以发作性胸痛为主要临床表现：

1. 发作常由体力劳动或情绪激动（如愤怒、焦急、过度兴奋等）所诱发，饱食、寒冷、吸烟、心动过速、休克等亦可诱发。典型的稳定型心绞痛常在相似的条件下重复发生。

2. 疼痛部位主要在胸骨中下段之后，可波及心前区，手掌大小范围，也可横贯前胸，界限不清。常放射至左肩、左臂内侧，达无名指和小指，或至颈、咽或下颌部。

3. 胸痛常为压榨性、闷胀性或窒息性疼痛，也可有烧灼感，一般不呈现尖锐性痛，偶伴濒死感。有些患者仅觉胸闷不适，不伴胸痛。发作时患者往往被迫停止活动，直至症状缓解。

4. 疼痛一般持续数分钟至十余分钟，多为 3～5min。

5. 疼痛一般在停止原来诱发症状的活动后即可缓解，舌下含用硝酸酯类药物也能在几分钟内缓解。

6. 平时一般无异常体征。心绞痛发作时常见心率增快、血压升高、表情焦虑、皮肤苍白，冷或出汗，有时出现第四或第三心音奔马律。可有暂时性心尖部收缩期杂音。

（三）常用辅助检查

1. **实验室检查** 血糖、血脂检查可了解冠心病危险因素。胸痛明显者需查血清心肌损伤标志物，包括心肌肌钙蛋白 I 或 T、肌酸激酶（creatine kinase，CK）及肌酸激酶同工酶（creatine kinase isoenzymes，CK-MB），可与 ACS 相鉴别。查血常规注意有无贫血。必要时需检查甲状腺功能。

2. **心电图检查**

（1）静息时心电图：约半数患者在正常范围，也可能有陈旧性心肌梗死的改变或非特异性 ST 段和 T 波异常。有时出现房室或束支传导阻滞或室性、房性期前收缩等心律失常。

（2）心绞痛发作时心电图：绝大多数患者可出现暂时性心肌缺血引起的 ST 段移位。常见反映心内膜下心肌缺血的 ST 段压低（≥0.1mV），发作缓解后可恢复。有时也可以出现 T 波倒置。平时有 T 波持续倒置的患者，发作时可变为直立（"假性正常化"）。

（3）心电图连续动态监测（Holter 心电图检查）：检查可连续记录并自动分析 24h（或更长时间）的心电图，可发现心电图 ST 段、T 波改变和各种心律失常。将出现异常心电图表现的时间与患者的活动和症状相对照。胸痛发作时相应时间的缺血性 ST-T 改变有助于确定心绞痛的诊断，也可检出无痛性心肌缺血。

3. **CT 断层显像** 多层螺旋 CT（multi-slice spiral computed tomography，MSCT）进

行冠状动脉二维或三维重建，用于判断冠脉管腔狭窄程度和管壁钙化情况，对判断管壁内斑块分布范围和性质也有一定意义。

4．超声心动图   多数稳定型心绞痛患者静息时超声心动图检查无异常。有陈旧性心肌梗死者或严重心肌缺血者，二维超声心动图可探测到坏死区或缺血区心室壁的运动异常。超声心动图还有助于发现其他需与冠脉狭窄导致的心绞痛相鉴别的疾病，如梗阻性肥厚型心肌病、主动脉瓣狭窄等。

5．其他检查   包括放射性核素检查、有创性检查等。

（四）诊断标准

1．拟诊   有高血压、糖尿病、吸烟等冠心病高危因素，有反复发作性胸痛等典型症状，结合发作时心电图等辅助检查可拟诊。

2．确诊   需进行冠脉造影检查。

（五）病情评估

加拿大心血管病学会（Canadian Cardiovascular Society，CCS）把心绞痛严重度分为四级，见表 1-3-1。

表 1-3-1   稳定型心绞痛患者严重程度 CCS 分级

心绞痛分级	临床表现
Ⅰ级	一般体力活动（如步行或登楼）不受限，仅在强、快或持续用力时发生心绞痛
Ⅱ级	一般体力活动轻度受限。快步、饭后、寒冷或顶风逆行、情绪激动或醒后数小时内发作心绞痛。平地步行 200m 以上或登楼 3 层以上诱发心绞痛
Ⅲ级	一般体力活动明显受限，一般情况下平地步行 200m 内或登楼 3 层以下诱发心绞痛
Ⅳ级	轻微活动或休息时即可发生心绞痛

（六）治疗原则

治疗主要在于预防新的动脉粥样硬化的发生发展和治疗已存在的动脉粥样硬化病变。稳定型心绞痛的治疗原则是改善冠脉血供和降低心肌耗氧以改善患者症状，提高生活质量。同时治疗冠脉粥样硬化，预防心肌梗死和猝死，延长生存期。

1．发作时的治疗

（1）休息：发作时立刻休息，一般患者在停止活动后症状即逐渐消失。

（2）药物治疗：较重的发作，可使用作用较快的硝酸酯类药物。

1）硝酸甘油：可用 0.5mg，置于舌下含化。副作用有头痛、面色潮红、心率反射性加快以及低血压等。第一次含服硝酸甘油时应注意可能发生直立性低血压。

2）硝酸异山梨酯：可用 5 ~ 10mg，舌下含化，2 ~ 5min 见效，作用维持 2 ~ 3h。该药有供喷雾吸入用的制剂。

2．缓解期的治疗

（1）调整生活方式：宜尽量避免各种诱发因素。清淡饮食，一次进食不应过饱；戒烟限酒；调整日常生活与工作量，减轻精神负担；保持适当的体力活动，但以不致发生疼痛症状为度；一般不需卧床休息。

（2）药物治疗

1）改善缺血、减轻症状的药物

β受体拮抗药：临床常用的β受体拮抗剂包括美托洛尔普通片（25～100mg，2次/d）、美托洛尔缓释片（47.5～190mg，1次/d）和比索洛尔（5～10mg，1次/d）等。有严重心动过缓、高度房室传导阻滞、窦房结功能紊乱、有明显的支气管痉挛或支气管哮喘的患者禁用β受体拮抗剂。

硝酸酯类药：缓解期主要为口服应用，常用的硝酸酯类药物包括硝酸异山梨酯（普通片5～20mg，3～4次/d；缓释片20～40mg，1～2次/d）和单硝酸异山梨酯（普通片20mg，2次/d；缓释片20～50mg，1～2次/d）等。

钙通道阻滞药：常用制剂分为非二氢吡啶类和二氢吡啶类。① 非二氢吡啶类包括维拉帕米（普通片40～80mg，3次/d；缓释片240mg，1次/d）、地尔硫䓬（普通片30～60mg，3次/d；缓释片90mg，1～2次/d）；② 二氢吡啶类包括常用的硝苯地平（控释片30mg，1次/d）、氨氯地平（5～10mg，1次/d）等，同时有高血压的患者更适合使用。

其他药物：主要用于β受体拮抗剂或者钙通道阻滞药有禁忌、不耐受或不能控制症状的情况，包括曲美他嗪（20～60mg，3次/d）、尼可地尔（2mg，3次/d）、伊伐布雷定（5～7.5mg，2次/d）、雷诺嗪（缓释片500～1 000mg，2次/d）。中医中药治疗目前以"活血化瘀""芳香温通"和"祛痰通络"法最为常用。

2）预防心肌梗死，改善预后的药物

抗血小板药物：常用制剂分为环氧化酶抑制剂和二磷酸腺苷受体拮抗剂。① 环氧化酶抑制剂：阿司匹林是抗血小板治疗的基石，所有患者只要无禁忌都应使用，最佳剂量范围为75～150mg/d。吲哚布芬可用于有胃肠道出血或消化道溃疡病史等阿司匹林不耐受患者的替代治疗，维持剂量为100mg，2次/d。② 二磷酸腺苷受体拮抗剂：临床上常用的有硫酸氢氯吡格雷和替格瑞洛。硫酸氢氯吡格雷主要用于稳定型冠心病患者，置入支架或阿司匹林有禁忌证的患者，常用维持剂量为75mg，1次/d。

降低低密度脂蛋白胆固醇（low-density lipoprotein cholesterol，LDL-C）药物：① 他汀类药物为首选降脂药物。明确诊断冠心病患者，无论其血脂水平如何，均应给予他汀类药物，并将LDL-C降至1.8mmol/L（70mg/dl）以下水平。临床常用的他汀类药物包括辛伐他汀（10～40mg，每晚1次）、阿托伐他汀（10～80mg，每晚1次）、普伐他汀（20～40mg，每晚1次）、氟伐他汀（40～80mg，每晚1次）、瑞舒伐他汀（5～20mg，每晚1次）等。② 其他降低LDL-C的药物：包括胆固醇吸收抑制剂依折麦布和前蛋白转化酶枯草溶菌素9抑制剂。

血管紧张素转化酶抑制剂：稳定型心绞痛患者合并高血压、糖尿病、心力衰竭或左心室收缩功能不全的高危患者建议使用 ACEI。临床常用的 ACEI 类药物包括卡托普利（12.5～50mg，3 次 /d）、依那普利（5～10mg，2 次 /d）、培哚普利（4～8mg，1 次 /d）、雷米普利（5～10mg，1 次 /d）、贝那普利（10～20mg，1 次 /d）、赖诺普利（10～20mg，1 次 /d）等。不能耐受 ACEI 类药物者可使用 ARB 类药物。

β 受体拮抗剂：对于心肌梗死后的稳定型心绞痛患者，β 受体拮抗剂可能减少心血管事件的发生。使用药物及剂量与前文相同。

（3）血运重建治疗：血运重建治疗包括经皮冠状动脉介入术或者主动脉 - 冠状动脉旁路移植术，具体选用哪种方式需根据冠状动脉病变的解剖特征、患者临床特征以及手术经验等综合判断决定。

任务分析

本次任务要求对导入病例作出初步诊断，并提出合理治疗方案，分析如下。

（一）归纳病例特点

1．病因及诱因　老年男性患者，有冠心病家族史及长期大量吸烟史。此次起病前曾有情绪激动的诱因。

2．主要症状特点　发作性胸痛、胸闷。

患者有冠心病家族史，有长期大量吸烟史，有发作性胸骨后疼痛的典型症状，可拟冠心病稳定型心绞痛。

（二）完善临床资料以明确诊断

1．体格检查　是否有心率增快，血压升高，皮肤苍白，冷或出汗等异常体征。

2．辅助检查　血清心肌损伤标志物检查，与 ACS 相鉴别；常规心电图及心电图连续动态监测，可发现心电图 ST-T 改变和各种心律失常；必要时至上级医院行多层螺旋 CT 冠状动脉成像或冠脉造影检查，以明确诊断。

3．心绞痛严重程度分级　该患者无体力活动受限，疼痛发作是在情绪激动下发生，综合考虑为 I 级。

（三）确定治疗方案

1．停止体力活动，原地休息。

2．药物治疗

（1）硝酸酯类药：硝酸甘油 0.5mg 紧急舌下含服；单硝酸异山梨酯缓释片 20mg，口服，2 次 /d。

（2）钙通道阻滞药：硝苯地平控释片 30mg 口服，1 次 /d。

（3）β 受体拮抗药：美托洛尔 25mg 口服，2 次 /d。

（4）中成药：麝香保心丸，2 丸口服，3 次 /d。

（5）抗血小板药物：阿司匹林肠溶片 100mg 口服，1 次 /d。

（6）降低 LDL-C 药物：阿托伐他汀钙片 10mg 口服，每晚 1 次。

3．生活方式干预　尽量避免各种诱发因素；清淡饮食，一次进食不应过饱；戒烟限酒；保持心情愉悦；保持适当的体力活动，但以不致发生疼痛症状为度。

任务实施及评分标准

对该案例患者的诊疗流程及评分标准见表 1-3-2。

表 1-3-2　诊疗流程及评分标准

诊疗流程			内容要点		评分	注意事项
	采集病史	问诊	了解疾病发生与发展过程		15	简明、系统、全面、完整，查阅患者既往病历资料
	体格检查	视诊	呼吸频率快，皮肤出汗		3	全面、系统、准确地获得重要结果，体现人文关怀
		触诊	脉搏增快		3	
		听诊	血压升高、心音增强、心率增快、呼吸音减弱，呼气延长，闻及干啰音或湿啰音		5	
搜集临床资料	实验室及辅助检查	血清心肌损伤标志物	无异常		3	据病情合理选择检查项目，并注意结合临床解释检查结果
		常规静息心电图检查	无异常		3	
		心电图连续动态监测	可发现心电图 ST-T 改变和各种心律失常		5	
		多层螺旋 CT 冠状动脉成像或冠脉造影检查	可发现狭窄的冠状动脉，狭窄程度一般为 70% 以上		10	
分析资料并明确诊断	诊断		老年男性，冠心病家族史，长期大量吸烟史；有发作性胸骨后疼痛的典型症状，拟诊冠心病稳定型心绞痛。此次起病有情绪激动的诱因，出现发作性胸痛，考虑急性发作。待相关实验室及辅助检查进一步明确		5	患者出现发作性胸骨后疼痛时，须排除其他引起同样情况的疾病，方可诊断冠心病稳定型心绞痛
	鉴别诊断		急性冠脉综合征、肋间神经痛、肋软骨炎、胃食管反流病等		3	
治疗方案与健康教育	治疗方案	休息	停止体力活动，原地休息		5	防治并发症

续表

诊疗流程			内容要点	评分	注意事项
治疗方案与健康教育	治疗方案	药物治疗	硝酸甘油 0.5mg 紧急舌下含服；单硝酸异山梨酯缓释片 20mg 口服，2 次/d	5	防治并发症
			硝苯地平控释片 30mg 口服，1 次/d	4	
			美托洛尔 25mg 口服，2 次/d	4	
			麝香保心丸 2 丸口服，3 次/d	4	
			阿司匹林肠溶片 100mg 口服，1 次/d	4	
			阿托伐他汀钙片 10mg 口服，每晚 1 次	4	
	健康教育	生活方式干预	尽量避免各种诱发因素；清淡饮食，一次进食不应过饱；戒烟限酒；保持心情愉悦；保持适当的体力活动，但以不致发生疼痛症状为度	5	在疾病的任何阶段戒烟都对冠心病控制有益
综合评价			仪表整洁，态度和蔼，言语恰当	2	
			诊疗过程熟练规范	4	
			逻辑清晰，体现临床思维	4	

任务拓展

急性冠脉综合征（ACS）是冠心病急性发病的临床类型，包括不稳定型心绞痛（UA）、非 ST 段抬高型心肌梗死（NSTEMI）和 ST 段抬高型心肌梗死（STEMI）。

（一）病因及发病机制

UA 和 NSTEMI 病理机制为不稳定粥样硬化斑块破裂或糜烂，血小板聚集、并发血栓形成、冠状动脉痉挛收缩、微血管栓塞导致急性或亚急性心肌供氧的减少和缺血加重。虽然也可因劳力负荷诱发，但劳力负荷中止后胸痛不能缓解。其中，NSTEMI 常因心肌严重的持续性缺血导致心肌坏死，病理上出现灶性或心内膜下心肌坏死。

STEMI 的基本病因是冠脉粥样硬化基础上一支或多支血管管腔急性闭塞，若持续闭塞 20～30min，即可发生急性心肌梗死（acute myocardial infarction，AMI）。

（二）症状特点

1．UA 和 NSTEMI　胸闷、胸痛较稳定型心绞痛更严重，持续时间更长，可达数十分钟，胸痛在休息时也可发生。发作时伴有出汗、恶心、呕吐、心悸或呼吸困难等症状。常规休息或舌下含服硝酸甘油只能暂时甚至不能完全缓解症状。UA 和 NSTEMI 患者中症状不典型者也不少见，尤其是老年、女性和糖尿病患者。

2．STEMI

（1）胸痛、烦躁不安、出汗、恐惧，胸闷或有濒死感。少数患者可出现上腹部疼痛、下颌痛、颈部或背部上方疼痛等。也有少数患者一开始即表现为休克或急性心力衰竭。

（2）全身症状：有发热、心动过速、白细胞计数增高和红细胞沉降率增快等。体温一般在 38℃ 左右，很少达到 39℃，持续约 1 周。

（3）胃肠道症状：频繁的恶心、呕吐和上腹胀痛，肠胀气亦不少见。重症者可发生呃逆。

（4）心律失常：多发生在起病 1～2 周内，以 24h 内最多见，可伴乏力、头晕、晕厥等。室性心律失常最多，尤其是室性期前收缩、室颤。

（5）低血压和休克：休克多在起病后数小时至数日内发生，见于约 20% 的患者。

（6）心力衰竭：主要是急性左心衰竭，可在起病最初几天内发生，出现呼吸困难、咳嗽、发绀、烦躁等症状，严重者可发生肺水肿，随后可有颈静脉怒张、肝肿痛和水肿等右心衰竭表现。

（三）体格检查

呼吸快，皮肤出汗、脉搏增快，心音增强、心率增快。可发现一过性第三或第四心音，以及由于二尖瓣反流引起的一过性收缩期杂音。STEMI 心脏浊音界可正常也可轻度至中度增大。除发病极早期出现一过性血压可增高外，几乎所有患者的血压都会降低。可有与心律失常、休克或心力衰竭相关的其他体征。

（四）实验室及辅助检查

1. 血清心肌损伤标志物　心肌肌钙蛋白 I（cardiac troponin I，cTnI）和心肌肌钙蛋白 T（cardiac troponin T，cTnT）可有增高。

2. 常规心电图检查

（1）UA 和 NSTEMI：大多数患者胸痛发作时有一过性 ST 段（抬高或压低）和 T 波（低平或倒置）改变，其中 ST 段的动态改变（≥0.1mV 的抬高或压低）是严重冠状动脉疾病的表现，可能会发生急性心肌梗死或猝死。通常上述心电图动态改变可随着心绞痛的缓解而完全或部分消失。若心电图改变持续 12h 以上，则提示 NSTEMI 的可能。

（2）STEMI：特征性改变 STEMI 心电图表现特点为：① ST 段抬高呈弓背向上型，在面向坏死区周围心肌损伤区的导联上出现；② 宽而深的 Q 波（病理性 Q 波），在面向透壁心肌坏死区的导联上出现；③ T 波倒置，在面向损伤区周围心肌缺血区的导联上出现。在背向心肌梗死区的导联上则出现相反的改变，即 R 波增高、ST 段压低和 T 波直立并增高。

3. 连续心电监护　可发现无症状或心绞痛发作时的 ST 段改变。STEMI 可有 ST 段的动态改变：① 起病数小时内，可尚无异常或出现异常高大两肢不对称的 T 波，为超急性期改变。② 数小时后，ST 段明显抬高，弓背向上，与直立的 T 波连接，形成单相曲线。数小时至 2d 内出现病理性 Q 波，同时 R 波减低，是为急性期改变。Q 波在 3～4d 内稳定不变，以后 70%～80% 永久存在。③ 在早期如不进行治疗干预，ST 段抬高持续数日至两周左右，逐渐回到基线水平，T 波则变为平坦或倒置，是为亚急性期改变。④ 数周至数个月后，T 波呈 V 形倒置，两肢对称，波谷尖锐，是为慢性期改变，T 波倒置可永久存在，也可在数月至数年内逐渐恢复。

4．其他侵入性检查　冠脉造影、冠脉内超声显像和光学相干断层显像等可有相应改变。

（五）诊断与鉴别诊断

1．诊断　根据典型的心绞痛症状、典型的心电图改变以及心肌损伤标志物（心肌肌钙蛋白 T、心肌肌钙蛋白 Ⅰ 或心肌型肌酸激酶同工酶）测定，可以作出 UA、NSTEMI、STEMI 诊断。冠状动脉造影仍是诊断的重要方法，可以直接显示冠状动脉狭窄程度。

2．鉴别诊断　稳定型心绞痛、肋间神经痛、肋软骨炎、胃食管反流病等。

（六）紧急处置措施

急性冠脉综合征是极具危险的严重疾病，在初诊后，应尽快转诊至上级医院进行救治，不适宜在基层长时间停留。

1．在初步诊断后，尽快联系上级医院，协调转诊。

2．在转诊前，进行持续心电血压监护。

3．建立静脉通道，保持给药途径畅通。

4．紧急药物治疗

（1）硝酸酯类药：硝酸甘油 0.5mg 紧急舌下含服；必要时每间隔 3～5min 可以连用 3 次，若仍无效，可静脉应用硝酸甘油或硝酸异山梨酯。

（2）β 受体拮抗药：应尽早用于所有无禁忌证的 UA 或 NSTEMI 患者。常用药物有美托洛尔、比索洛尔等，口服剂量应个体化，可调整到患者安静时心率 50～60 次/min。

（3）抗血小板药：① 阿司匹林肠溶片 300mg 嚼服；② 替格瑞洛片 180mg 或硫酸氢氯吡格雷片 300mg 口服。

（4）调脂药：阿托伐他汀钙片 10mg 口服。

（5）极化液疗法：氯化钾溶液 10～15ml、胰岛素 10U 加入 10% 葡萄糖液 500ml 中，静脉滴注，视血压及心功能情况调整输液速度。

（6）抗凝治疗：排除抗凝药物禁忌证后，所有患者均应使用。常用药物有普通肝素、低分子量肝素、磺达肝癸钠等。

5．若出现心衰、心律失常等并发症，则按相关急救流程开展救治。

（七）健康教育

出院后要坚持长期药物治疗，控制缺血症状，包括服用双联抗血小板药物至少 12 个月，其他药物包括他汀类药物、β 受体拮抗剂和 ACEI 或 ARB，严格控制危险因素，进行有计划及适当的运动锻炼。根据住院期间的各种事件、治疗效果和耐受性，予以个体化治疗。

（朱文静）

任务四

糖尿病

任务目标

1. 认识糖尿病分型及临床表现特点。
2. 能对糖尿病患者进行初步诊断及分型。
3. 能对糖尿病患者进行综合管理。

任务导入

患者，男，62岁，办公室职员。患者于半年前开始无明显诱因地出现消瘦、易饥饿，体重下降约10kg，伴有乏力，无怕热、多汗、心悸、易怒等，未就诊。近2周来出现烦渴、多饮，日饮水量约3~4L；小便次数增多，超过10次/d，每次尿量约300ml，无尿频、尿急、尿痛、尿不尽、腰痛、发热。一日前在当地诊所查随机血糖15.8mmol/L，考虑糖尿病，未予用药。患者既往体健，有糖尿病家族史。

要求：根据患者病情作出初步诊断，提出合理治疗方案。

相关理论知识

糖尿病是一组以葡萄糖和脂肪代谢紊乱、血浆葡萄糖水平增高为特征的代谢内分泌疾病。糖尿病可引起多种并发症，严重危害人类健康。

（一）糖尿病分型

1. 1型糖尿病（diabetes mellitus type 1，T1DM）是由于胰岛β细胞破坏，胰岛素绝对缺乏所致。分免疫介导性（急发型或缓发型）和特发性两种。

2. 2型糖尿病（diabetes mellitus type 2，T2DM）是胰岛素抵抗和/或胰岛素分泌不足所致。

3. 其他特殊类型糖尿病指病因相对明确的一类高血糖状态，如青少年起病的成人型糖尿病（maturity-onset diabetes of the young，MODY）、胰腺外分泌疾病、内分泌疾病等。

4. 妊娠糖尿病（gestational diabetes mellitus，GDM）指妊娠期间发生的不同程度的糖代谢异常。

（二）糖尿病的自然病程

最初出现糖尿病相关病理生理改变（自身免疫抗体阳性、胰岛素抵抗及胰岛β细胞功能缺陷等），但糖耐量仍正常。逐渐进展为血糖稳定机制损害，即糖尿病前期（包括空腹血糖受损与糖耐量减退），最后进展至临床糖尿病。

（三）临床表现

1．代谢紊乱症候群 产生"三多一少"症状，即多饮、多食、多尿和体重减轻。因糖原分解增加及葡萄糖利用减少致高血糖，产生渗透性利尿，尿量增多，烦渴多饮。外周组织对葡萄糖利用障碍，脂肪分解增多，蛋白质代谢负平衡，导致饥饿多食，出现消瘦、乏力、体重减轻。

2．并发症

（1）急性严重代谢紊乱

1）糖尿病酮症酸中毒（diabetic ketoacidosis，DKA）：各种诱因使胰岛素严重缺乏，使血糖明显升高，脂肪分解加速，脂肪酸在肝脏经 β 氧化产生大量的酮体（乙酰乙酸、β-羟丁酸及丙酮），引起酮症。早期表现为"三多一少"症状加重。酸中毒失代偿后患者嗜睡、呼吸深快，呼气中有烂苹果味（丙酮气味）。后期出现严重失水，皮肤干燥、尿量减少、血压下降；晚期出现不同程度意识障碍，甚至昏迷。检查血糖水平明显升高，多为 16.7～33.3mmol/L，甚至更高。尿常规提示尿糖强阳性，尿酮体阳性。临床上凡出现高血糖、酮症和酸中毒表现之一者均应考虑本病可能。

2）高渗高血糖综合征（hyperosmolar hyperglycemic syndrome，HHS）：在各种应激状态（急性感染、外伤、手术、脑血管意外等）、使用特殊药物（糖皮质激素、利尿剂、甘露醇等）以及水摄入不足或失水过多等情况下，出现严重高血糖、高血浆渗透压、脱水表现，常无明显酮症。最初表现为多尿、多饮，食欲减退。渐出现严重脱水和神经精神症状，患者反应迟钝、烦躁或淡漠、嗜睡，逐渐陷入昏迷，晚期尿少甚至尿闭。检查血糖水平达到或超过 33.3mmol/L（一般为 33.3～66.8mmol/L），有效血浆渗透压达到或超过 320mOsm/L（一般为 320～430mOsm/L）可诊断本病。临床上凡遇原因不明的脱水、休克、意识障碍及昏迷均应考虑到本病的可能性，尤其是血压低而尿量多者，无论有无糖尿病病史，均应进行有关检查以排除本病。

（2）感染性疾病：糖尿病容易并发各种感染，血糖控制不佳患者尤其容易发生并较严重。女性患者容易发生尿路感染（尤其膀胱炎、肾盂肾炎），严重者可引起肾周脓肿、肾乳头坏死等。皮肤化脓性感染、真菌感染也较常见，部分患者合并肺结核。

（3）慢性并发症

1）微血管病变：主要累及视网膜、肾、神经和心肌组织。

糖尿病肾病是慢性肾脏病变的一种重要类型，是终末期肾衰竭的主要原因，是 T1DM 的主要死因。常见于病史超过 10 年的患者。

T1DM 所致肾损害的发生、发展可分五期，T2DM 导致的肾损害也参考该分期（表 1-4-1）。

表1-4-1　糖尿病肾病分期

分期	诊断标准
Ⅰ期	为糖尿病初期，肾小球滤过率明显升高
Ⅱ期	尿白蛋白排泄率多数正常（<10μg/min），可间歇性增高（如运动后、应激状态），肾小球滤过率轻度增高
Ⅲ期	早期糖尿病肾病期，出现持续微量白蛋白尿，尿白蛋白排泄率持续在20～200μg/min，肾小球滤过率仍高于正常或正常
Ⅳ期	临床糖尿病肾病期，尿蛋白逐渐增多，尿白蛋白排泄率>200μg/min，或尿蛋白总量>0.5g/24h；肾小球滤过率下降；可伴有水肿和高血压，肾功能逐渐减退，部分可表现为肾病综合征
Ⅴ期	尿毒症，尿白蛋白排泄率降低，血肌酐升高，血压升高

　　糖尿病视网膜病变是糖尿病患者失明的主要原因之一。糖尿病视网膜改变分为两大类、六期。Ⅰ期：微血管瘤、小出血点；Ⅱ期：出现硬性渗出；Ⅲ期：出现棉絮状软性渗出；Ⅳ期：新生血管形成、玻璃体积血；Ⅴ期：纤维血管增殖、玻璃体机化；Ⅵ期：牵拉性视网膜脱离、失明。Ⅰ～Ⅲ期为非增殖性视网膜病变（nonproliferative diabetic retinopathy，NPDR），Ⅳ～Ⅵ期为增殖性视网膜病变（proliferative diabetic retinopathy，PDR）。当出现PDR时，常伴有糖尿病肾病及神经病。

　　2）动脉粥样硬化性心血管疾病（atherosclerotic cardiovascular disease，ASCVD）：糖尿病（主要是T2DM）人群中肥胖、高血压、高血脂发生率明显增高，致糖尿病人群动脉粥样硬化的患病率较高，引起冠心病、缺血性或出血性脑血管病、肾动脉硬化、肢体动脉硬化等。

　　3）神经系统并发症：包括中枢神经系统并发症和周围神经病变。

　　中枢神经系统并发症：伴随严重糖尿病酮症酸中毒、高渗高血糖综合征或低血糖症出现的神志改变，缺血性脑卒中，脑老化加速及老年性痴呆等。

　　周围神经病变：远端对称性多发性神经病变是最常见的类型，典型症状从肢体远端开始，逐步向近端发展，呈手套或袜套式分布，通常为对称性，先出现肢端感觉异常，可伴痛觉过敏、疼痛。后期感觉丧失，可伴运动神经受累。

　　4）糖尿病足：是糖尿病患者非外伤性截肢的最主要原因。多种因素如末梢神经病变、下肢供血不足、细菌感染、外伤等共同作用，引起足部疼痛、皮肤溃疡、肢端坏疽等。

（四）诊断标准

1. 诊断线索

（1）有"三多一少"症状：有多饮、多食、多尿及体重减轻的典型症状。

（2）以糖尿病各种急、慢性并发症或伴发症首诊的患者。

（3）高危人群：有糖调节受损（impaired glucose regulation，IGR）史、年龄≥45岁、肥胖或超重、T2DM的一级亲属、有巨大儿生产史或GDM史、多囊卵巢综合征以及长期接受抗抑郁药物治疗者。

2．诊断标准

糖尿病诊断标准见表1-4-2。

表1-4-2　糖尿病诊断标准

糖尿病症状	诊断标准
典型糖尿病症状（三多一少）	
加随机血糖	静脉血浆葡萄糖水平≥11.1mmol/L
或加空腹血糖	静脉血浆葡萄糖水平≥7.0mmol/L
或加口服葡萄糖耐量试验2h血糖	静脉血浆葡萄糖水平≥11.1mmol/L
或加糖化血红蛋白	糖化血红蛋白水平≥6.5%
无糖尿病典型症状者，须改日复查确认	

（五）治疗原则

1．健康教育　对糖尿病患者、家属以及医疗保健人员进行糖尿病知识、糖尿病的危害、自我监测等方面的健康教育，使糖尿病患者充分认识糖尿病并掌握自我管理技能是糖尿病基础管理措施，也是决定糖尿病管理成败的关键。

2．医学营养治疗

（1）合理控制总热量：成人正常体重者完全卧床时每日每千克理想体重给予能量15~20kcal，休息状态下25~30kcal，轻体力劳动30~35kcal，中度体力劳动35~40kcal，重体力劳动40kcal以上。根据年龄、身高、体重、劳动强度确定总能量摄入，逐渐使患者达到或接近理想体重。

理想体重的简易计算方法为：理想体重（kg）= 身高（cm）-105。

（2）合理营养物质及餐次分配：根据患者具体情况，将热量均匀分布在三餐中，规律饮食，定时定量。

1）碳水化合物：供给量应占总热量的45%~60%，成年患者每日主食摄入量为250~400g，肥胖者酌情可控制为200~250g。

2）蛋白质：摄入量应占总热量的15%~20%，成年患者每日每千克理想体重0.8~1.2g/（kg·d），至少有1/2来自动物蛋白质，以保证必需氨基酸的供给。

3）脂肪：摄入量占总热量的20%~35%，其中饱和脂肪酸摄入量小于总能量的10%，胆固醇摄入量<300mg/d。

4）其他：膳食纤维摄入量为25~30g/d，食盐摄入量<6g/d，戒烟限酒。

3．运动治疗　运动有助于增加胰岛素敏感性，帮助控制血糖和体重。根据患者情况制定个体化运动治疗方案，做到循序渐进并长期坚持。运动频率和时间为每周至少150min，如1周运动5d，30min/次，注意监测血糖情况，运动量大或激烈运动时建议适当调整食物及药物，以免发生低血糖。T1DM患者为避免血糖波动过大，体育锻炼宜在餐后进行。血糖＞14mmol/L、近期频繁发作低血糖或者血糖波动较大，有糖尿病急性并发症或严重心、脑、眼、肾等相关慢性并发症者暂不适宜进行运动。

4．病情监测　包括血糖监测、其他心血管疾病（cardiovascular disease，CVD）危险因素和并发症的监测。

（1）血糖监测：基本指标包括空腹血糖、餐后血糖和 HbA1c。HbA1c 用于评价长期血糖控制情况，患者初诊时应常规检查，开始治疗时每 3 个月检测 1 次，血糖达标后每年也应至少监测 2 次。也可用糖化血清蛋白评价近 2～3 周的血糖控制情况。

（2）CVD 危险因素和并发症监测：对于糖尿病前期和糖尿病的人群，应评估并治疗其他心血管疾病危险因素。患者应监测血压，每年至少 1 次全面了解血脂以及心、肾、神经、眼底等情况，尽早给予相应处理。

5．药物治疗

（1）口服降糖药物

1）促胰岛素分泌剂

磺脲类：通过刺激 β 细胞分泌胰岛素降低血糖，目前常用药物包括格列吡嗪、格列美脲等。可作为单药应用于新诊断的 T2DM 非肥胖患者用饮食与运动治疗血糖控制不理想时，也可与其他作用机制不同的口服降糖药或者注射剂降糖药物联用。最常见的不良反应是低血糖，容易发生于 60 岁以上患者、肝肾功能不全以及营养不良者，建议从小剂量开始，根据血糖情况调整用药。

格列奈类：非磺脲类促胰岛素分泌剂，刺激胰岛素的早时相分泌降低餐后血糖，目前常用药物包括瑞格列奈、那格列奈等。适合于 T2DM 早期餐后高血糖阶段或以餐后高血糖为主的老年患者。最常见的不良反应是低血糖，但其风险和程度较磺脲类轻。

2）双胍类：是 T2DM 患者控制高血糖的一线用药和联合用药中的基础。双胍类药物能够减少肝脏葡萄糖的输出，延缓肠道吸收葡萄糖，增强胰岛素敏感性，改善外周胰岛素抵抗，减少肥胖患者心血管事件和死亡率，降低体重，改善血脂，降低血小板聚集。主要不良反应为胃肠道反应，乳酸性酸中毒罕见。肾小球滤过率（glomerular filtration rate，GFR）在 45～60ml/min 时应减量使用，肾小球滤过率＜45ml/min 或肝功能不全时禁用。广泛应用的是二甲双胍，500～1 500mg/d，分 2～3 次口服，最大剂量一般不超过 2g/d。

3）噻唑烷二酮类（格列酮类）：主要通过激活过氧化物酶体增殖物激活受体 γ（peroxisome proliferator-activated receptor γ，PPARγ）起作用，增加靶组织对胰岛素作用的敏感性而降低血糖。可单独或与其他降糖药物合用治疗 T2DM，尤其是肥胖、胰岛素抵抗明显者。主要不良反应为体重增加和水肿，在与胰岛素合用时更加明显。常用药物包括罗格列酮 4～8mg/d，每日 1 次或分 2 次口服；吡格列酮 15～30mg，1 次 /d 口服。

4）α- 葡萄糖苷酶抑制剂：通过延缓碳水化合物（淀粉、果糖等）在小肠上部的吸收，降低餐后血糖，并通过对餐后糖负荷的改善而改善空腹血糖，尤其适用于餐后高血糖或餐前低血糖风险较大者。单独使用不导致低血糖，与胰岛素或磺脲类联用可导致低血糖，发生时进食双糖或淀粉类食物无效。广泛应用的是阿卡波糖，50～300mg/d，1～3 次 /d，随餐口服。

5）二肽基肽酶 -4 抑制剂（列汀类药物）：通过抑制二肽基肽酶 -4（dipeptidyl peptidase Ⅳ，DPP- Ⅳ）而减少胰高糖素样肽 -1（glucagon-like peptide-1，GLP-1）在体内的失活，提高 GLP-1 在体内的水平，促进胰岛素分泌，从而降低血糖。单药使用或与其他口服降糖药物或胰岛素联合应用治疗 T2DM，总体不良反应发生率低，整体心血管安全性良好。目前有多种 DPP- Ⅳ抑制剂，包括沙格列汀（5mg，1 次 /d）、西格列汀（100mg，1 次 /d）、维格列汀（50mg，1～2 次 /d）等。

6）钠 - 葡萄糖协同转运蛋白 2（sodium-dependent glucose transporters 2，SGLT-2）抑制剂：通过抑制肾小管对葡萄糖重吸收，降低肾糖阈、促进尿葡萄糖排泄，从而达到降低血糖的作用。SGLT-2 抑制剂可使 HbA1c 下降 0.5%～1.0%，还能降低体重，降低血压，降低尿酸水平，降低甘油三酯（triglyceride，TG），升高高密度脂蛋白胆固醇（high density lipoprotein cholesterol，HDL-C）。可单独使用，或与其他口服降糖药物及胰岛素联合使用治疗 T2DM，总体不良反应发生率低，常见不良反应为生殖泌尿道感染。目前主要有达格列净 5～10mg，1 次 /d；卡格列净 100～300mg，1 次 /d；恩格列净 10～25mg，1 次 /d。达格列净和恩格列净餐前或餐后服用均可，卡格列净需要在第一次正餐前口服。

（2）注射降糖药物

1）胰岛素：是控制高血糖的重要和有效手段。T1DM 患者一经诊断就应开始并终身胰岛素治疗。多数患者需采用多次皮下注射胰岛素或持续皮下胰岛素输注（continuous subcutaneous insulin infusion，CSII，俗称胰岛素泵）方案，尤其 β 细胞功能已衰竭或妊娠时。CSII 可提供更接近生理性胰岛素分泌模式的胰岛素治疗方法，低血糖发生风险较少。T2DM 经生活方式干预及口服降糖药物血糖仍未达控制目标（HbA1c≥7.0%）、有急性并发症或严重慢性并发症、症状显著且血糖明显升高的新诊断 T2DM 患者均可考虑胰岛素治疗。治疗方案可为每天注射 2 次预混胰岛素或预混胰岛素类似物，也可以采用餐时短效胰岛素结合基础胰岛素多次皮下注射、预混胰岛素类似物 3 次 /d、CSII 等胰岛素替代治疗方案。胰岛素的主要不良反应是低血糖，与剂量过大或饮食失调有关，应用过程中需密切监测血糖水平，根据饮食及血糖水平调整胰岛素剂量。

2）GLP-1 受体激动剂：主要通过与胰腺 β 细胞的 GLP-1 受体结合，刺激胰岛素合成和分泌发挥降糖作用。

目前有短效制剂：艾塞那肽、利拉鲁肽；长效制剂：洛塞那肽、度拉糖肽等。GLP-1 受体激动剂可单独或与其他降糖药物合用治疗 T2DM，尤其是肥胖、胰岛素抵抗明显者，有显著的降低体重作用。

常见不良反应包括恶心、呕吐、腹泻、消化不良、上呼吸道感染和注射部位结节，低血糖的发生率很低。

艾塞那肽：起始剂量为 5μg，2 次 /d，于早餐和晚餐前 60min 内给药。治疗 1 个月后，必要时可将剂量增加至 10μg，2 次 /d，长效艾塞那肽缓释剂型，1 周只需注射 1 次。

利拉鲁肽：起始剂量为 0.6mg/d。至少 1 周后，剂量应增加至 1.2mg/d，部分患者可能需要增加至 1.8mg/d。每日注射 1 次，可在任意时间注射，推荐每天同一时间使用，无须根据进餐时间给药。

度拉糖肽：起始剂量为 0.75mg/ 次，每周 1 次。剂量叫增加至 1.5mg/ 次，每周 1 次。可在任意时间注射，与进餐与否无关。

任务分析

本次任务要求对导入病例作出初步诊断，提出合理治疗方案，分析如下。

（一）归纳病例特点

1. **病因及诱因**　老年男性患者，有糖尿病家族史。
2. **主要症状特点**　典型三多一少症状。
3. **实验室检查**　随机血糖 15.8mmol/L。

患者有糖尿病家族史，工作为办公室职员（体力活动少），出现典型多饮、多食、多尿及体重减轻表现，随机血糖 15.8mmol/L，符合糖尿病诊断标准。

（二）完善临床资料以明确诊断

1. **辅助检查**　监测血糖，了解三餐前后及睡前血糖情况；根据糖化血红蛋白 A1（HbA1c）了解 8～12 周血糖水平；血浆胰岛素和 C 肽测定明确胰岛 β 细胞功能；尿常规、肝肾功能、血脂、眼底检查、心脏及血管超声、肌电图等检查明确并发症情况；必要时进行糖尿病相关抗体、胰岛素敏感性检查及基因分析有助鉴别及明确病因及发病机制。
2. **分期**　患者 62 岁，起病缓慢，无明显酮症，有糖尿病家族史，考虑 T2DM。

（三）确定治疗方案

1. **生活方式干预**　控制总热量、合理分配营养及餐次、增加运动、戒烟限酒。
2. **药物治疗**　首选二甲双胍 0.5g（3 次 /d）口服。根据血糖监测及辅助检查情况调整药物治疗方案。

任务实施及评分标准

对该案例患者的诊疗流程及评分标准（表 1-4-3）。

表 1-4-3　诊疗流程及评分标准

诊疗流程			内容要点	评分	注意事项
搜集临床资料	采集病史	问诊	疾病发生、发展与演变过程	15	简明、系统、全面、完整，查阅患者既往病历资料

续表

诊疗流程			内容要点	评分	注意事项
搜集临床资料	体格检查	视诊	体型、营养状态、皮肤情况	3	全面、系统、准确地获得重要结果，体现人文关怀
		触诊	足背动脉搏动情况	3	
		其他	身体质量指数、血压、眼底、甲状腺检查、痛温觉等	5	
	实验室及辅助检查	血糖监测	三餐前后及睡前血糖	5	据病情合理选择检查项目，并注意结合临床解释检查结果
		糖化血红蛋白 A1	了解 8～12 周血糖水平	5	
		血浆胰岛素和 C 肽	明确胰岛 β 细胞功能	5	
		并发症检查	尿常规、肝肾功能、血脂、眼底检查、心脏及血管超声、肌电图等	5	
		病因及发病机制	糖尿病相关抗体、胰岛素敏感性检查及基因分析	4	
分析资料并明确诊断	诊断		患者老年男性，有糖尿病家族史，工作为办公室职员，出现典型多饮、多食、多尿及体重减轻表现，随机血糖 15.8mmol/L，符合糖尿病诊断标准。起病缓慢，无明显酮症，有糖尿病家族史，考虑 T2DM。待辅助检查进一步明确	10	须排除应激状态所致的一过性高血糖
	鉴别诊断		T1DM 及其他可引起血糖升高的疾病	5	
治疗方案与健康教育	治疗方案	生活方式干预	控制总热量、合理分配营养及餐次、戒烟限酒，每周至少 150min 中等强度运动	5	防治并发症
		药物治疗	首选二甲双胍，0.5g 口服，3 次 /d，据血糖监测情况调整	5	
		其他治疗	根据血糖监测及辅助检查情况调整加用其他药物（如降低尿蛋白、营养神经等对症支持治疗）	5	
	健康教育	改变生活方式	调整饮食结构、增加运动	3	在疾病的任何阶段都要重视生活方式干预
		规范应用药物	了解所应用降糖药物，并坚持规范应用，避免自行盲目调整	3	
		预防并发症	掌握并发症相关知识，定期监测并发症情况，必要时早期干预	2	
		情绪管理及心理疏导	正确认识糖尿病，建立控制血糖、战胜疾病的信心，避免悲观厌世心理	2	
综合评价			仪表整洁，态度和蔼，言语恰当	2	
			诊疗过程熟练规范	4	
			逻辑清晰，体现临床思维	4	

（刘兰香）

模块二　常见内外科急症诊疗

上消化道出血

任务目标

1. 掌握上消化道出血临床表现特点。
2. 能够对上消化道出血患者进行诊断及鉴别诊断，采取合理的抢救治疗。
3. 能够开展上消化道出血的健康教育及社区预防工作。

任务导入

患者，男，30 岁。患者 3 年前开始出现餐后上腹部隐痛不适，2h 后可渐自行缓解。在当地医院做胃镜检查示：胃溃疡，给予抗溃疡及对症治疗后好转。1 天前中午，因进食辣子鸡丁后上腹部疼痛症状再发，起初为上腹部阵发性剧烈绞痛，后疼痛渐减轻，呈阵发性隐痛，自觉可耐受，未予治疗。今日晨起后仍感上腹部隐痛不适，且呕咖啡渣样物 1 次，约 100g，无头晕心悸。查体腹软，上腹压痛，肠鸣音 10 次 /min，音调正常。

要求：根据患者病情作出初步诊断，提出合理治疗方案。

相关理论知识

上消化道出血是指屈氏韧带以上的消化道，包括食管、胃、十二指肠、肝、胰、胆等部位的出血。

（一）病因

常见为消化性溃疡、急性胃黏膜病变、食管和 / 或胃底静脉曲张破裂、胃癌，其他病因有：

1. 食管疾病

（1）食管炎症：反流性食管炎。

（2）食管肿瘤。

（3）食管贲门黏膜撕裂综合征。

2. 胃与十二指肠疾病

（1）炎症：慢性胃炎、残胃炎、十二指肠炎等。

（2）肿瘤：残胃癌、壶腹周围癌。

（3）上消化道其他疾病：胃及十二指肠结核、克罗恩病、息肉及胃血管异常。

3．胃肠道邻近器官或组织疾病

（1）胆道出血：胆囊或胆管结石、胆道蛔虫、胆囊或胆管癌、肝脓肿或肝血管瘤破入胆道等。

（2）胰腺疾病：胰腺癌、急性胰腺炎并发脓肿破溃等。

4．全身性疾病

（1）血液病：再生障碍性贫血、白血病、血友病、血小板减少性紫癜、弥散性血管内凝血。

（2）血管性疾病：过敏性紫癜、动脉粥样硬化、遗传性出血性毛细血管扩张症。

（3）其他：尿毒症、结缔组织病、流行性出血热和败血症等。

（二）临床表现

1．呕血、黑便　呕血、黑便是上消化道出血的特征性临床表现。出血部位在幽门以上、出血量大者常伴有呕血，上消化道大出血后均有黑便。

2．失血性周围循环衰竭　表现为头晕、心悸、乏力，平卧突然起立时发生晕厥，肢体冷感，心率加快，血压偏低等，严重者呈休克状态。

3．贫血　慢性消化道出血可能仅在常规体检中发现不明原因的缺铁性贫血，较严重的慢性出血患者可出现贫血相关的临床表现。

4．其他

（1）发热：一般为低热或中度发热，体温不超过 38.5℃，持续 3～5d。

（2）氮质血症：血尿素氮一般不超过 14.3mmol/L，如无继续出血，3～4d 后降至正常。

（三）辅助检查

1．实验室检查　血常规、血型、出凝血时间、大便或呕吐物的隐血试验、肝功能及血肌酐、血尿素氮等。

2．特殊检查方法

（1）内镜检查：胃镜直接观察即能确诊并可作相应的止血治疗，最好时机是在出血后 12～48h 内进行。处于失血性休克的患者应首先补充血容量，待血压平稳后做胃镜较为安全。若出血过多，估计血块会影响观察时，可置入胃管抽吸胃内积血，并用生理盐水灌洗后再行检查。

（2）选择性动脉造影：胃镜检查无法安全进行或因积血影响视野而无法判断出血灶，此时行选择性肠系膜动脉造影可能发现出血部位并进行栓塞治疗。

（3）X 线钡餐检查：有助于发现肠道憩室及较大的隆起或凹陷样肿瘤。一般主张在出血停止、病情稳定 3d 后谨慎操作。

（4）放射性核素检查：经内镜及 X 线检查阴性的病例可做放射性核素扫描。

（四）诊断和鉴别诊断

1．上消化道出血的诊断　根据呕血、黑便和失血性周围循环衰竭的表现，呕吐物或粪便隐血试验呈强阳性、红细胞计数、血红蛋白浓度以及血细胞比容下降的实验室证据，可作出上消化道出血的诊断。

要注意除外呼吸道出血及口、鼻、咽喉部出血。进食动物血制品、铁剂或铋剂、炭粉等亦可引起黑便，注意询问病史以鉴别。

2．出血严重程度的估计　粪便隐血试验阳性者提示每日出血量>5ml；黑便说明每日出血量>50ml；胃内积血>250~300ml可引起呕血；一次出血<400ml可不出现全身症状。出血量大、出血速度快者可出现急性周围循环衰竭表现。

3．判断是否继续出血　有以下迹象者为继续出血或再出血：① 反复呕血或黑便次数增多，肠鸣音亢进；② 周围循环衰竭的表现经充分补液及输血后未见明显改善，或暂时好转后又恶化；③ 红细胞计数、血红蛋白浓度与血细胞比容继续下降；④ 补液与尿量足够的情况下，血尿素氮持续或再次升高。⑤ 胃管抽出物中有较多鲜血。

4．判断出血原因、部位

（1）病史与体征

1）消化性溃疡患者常有慢性、周期性、节律性上腹痛，进食或服碱性药可缓解，出血前疼痛加剧、节律改变，出血后疼痛减轻。除剑突下偏左或偏右处有局限性压痛外，无明显体征。

2）急性胃黏膜病变患者有服用非甾体抗炎药、酗酒史，或处于昏迷、烧伤等应激状态。

3）肝硬化食管-胃底静脉曲张破裂出血患者，常有病毒性肝炎、慢性乙醇中毒史，有门静脉高压的临床表现。

4）胃癌患者，尤其是中年以上人群，出现无规律的上腹痛，伴有畏食、消瘦。

（2）实验室和其他检查

1）实验室检查：① 红细胞计数、血红蛋白浓度及血细胞比容在出血早期可无明显变化，出血3~4h后才出现贫血；② 粪便隐血试验应呈强阳性；③ 肝功能异常有助于肝硬化的诊断；④ 血胆红素定量增高，应考虑胆道疾病、肝硬化、壶腹部肿瘤等。

2）内镜检查、X线钡餐检查、选择性动脉造影。

（五）治疗

1．一般治疗

（1）休息：患者平卧位，保持呼吸道通畅，必要时吸氧。有活动性出血患者需禁饮食。

（2）密切观察病情：观察呕血、黑便情况，监测血压、心率、呼吸、尿量变化及神志改变等生命体征，病情严重者可行心电监护。定期复查血常规、血尿素氮等，必要时监测中心静脉压。

2．积极补充血容量　立即检查血型和配血，尽快补充血容量，在配血过程中，可先输平衡液或葡萄糖盐水，遇血源缺乏，可用胶体扩容剂。

下列情况为紧急输血指征：① 收缩压<90mmHg；② 心率>120次/min；③ 血红蛋白

＜70g/L；④ 血细胞比容＜25% 或出现失血性休克。输血量以使血红蛋白达到 70g/L 为宜。

3．止血措施

（1）食管、胃底静脉曲张破裂大出血

1）药物止血：① 生长抑素用法为首剂 250μg 静脉注射后，继以 250μg/h 持续静脉滴注；奥曲肽（生长抑素类似物）用法为首剂 100μg 静脉推注后，继以 25～50μg/h 持续静脉滴注，药物疗程一般为 2～5d。② 特利加压素用法为首剂每 4 小时 1mg 缓慢静脉注射，可加倍，出血停止后可改为每 12 小时 1mg，药物疗程一般为 2～5d。不良反应有心脏和外周血管缺血表现，因此应同时使用硝酸甘油以减少不良反应。

2）内镜治疗：内镜直视下将硬化剂（用于食管静脉曲张）或组织黏合剂（用于胃底静脉曲张）注射至曲张的静脉。食管中下段曲张的静脉无活动性出血时，可用皮圈套扎。

3）气囊压迫止血：仅作为药物、内镜难以治疗的食管 - 胃底静脉曲张破裂出血的临时过渡措施。

4）外科手术或经颈静脉肝内门 - 体静脉分流术（transju-gular intrahepatic portosystemic shunt，TIPS）：如经上述方法治疗仍出血不止，可行紧急手术治疗，但急诊外科手术并发症多、死亡率高，应尽量避免，有条件的单位可行 TIPS 治疗。

（2）非静脉曲张性上消化道大出血

除食管 - 胃底静脉曲张破裂之外的其他原因引起的上消化道大出血。其中以消化性溃疡所致出血最为常见。

1）抑制胃酸分泌：对消化性溃疡与急性胃黏膜病变所引起的出血，常规给予 H_2 受体拮抗剂或质子泵抑制剂，后者是首选药物，急性出血期应经静脉给药。

2）内镜治疗：内镜检查时若发现有活动性出血或暴露血管的溃疡，应行内镜下止血。

3）手术治疗：经内科积极治疗仍大出血不止，危及患者生命，需紧急手术治疗，手术指征和方法根据引起出血的病因而定。

4）介入治疗：部分严重上消化道大出血患者既无法行内镜治疗，又不能耐受手术，可考虑在选择性肠系膜动脉造影寻找出血灶的同时进行血管栓塞治疗。

任务分析

本次任务要求对导入病例作出初步诊断，提出合理治疗方案，分析如下。

（一）归纳病例特点

1．病因及诱因　有胃溃疡基础病史。

2．主要症状特点　呕血为典型消化道出血症状。

3．体格检查　腹软，上腹压痛，为胃黏膜受损引起；肠鸣音 10 次 /min，音调正常，考虑血液刺激肠道所致。

结合基础病史、症状、体格检查，可拟诊为上消化道出血。

（二）完善临床资料以明确诊断

辅助检查：血常规、大便隐血试验、凝血功能检查，了解出凝血情况；幽门螺杆菌检测明确感染情况；肝功能检查有助肝硬化的诊断；尿常规、肾功能、电解质明确是否存在氮质血症。必要时胃镜下取活组织检查以明确病变性质。

（三）确定治疗方案

1．一般治疗　休息、密切观察病情。

2．积极补充血容量　输血量以使血红蛋白达到 70g/L 左右为宜。

3．止血措施

（1）药物止血：生长抑素及其类似物，加压素，抑酸药如 H_2 受体拮抗剂或质子泵抑制剂。

（2）内镜治疗：内镜下止血。

（3）气囊压迫止血：仅作为药物、内镜难以治疗的食管胃底静脉曲张破裂出血的临时过渡措施。

（4）介入或手术治疗：经上述方法治疗仍出血不止者。

任务实施及评分标准

对该案例患者的诊疗流程及评分标准见表 2-1-1。

表 2-1-1　诊疗流程及评分标准

诊疗流程			内容要点	评分	注意事项
搜集临床资料	采集病史	问诊	了解疾病发生与发展过程	15	简明、系统、全面、完整，查阅患者既往病历资料
	体格检查	听诊	肠鸣音 10 次 /min，音调正常，考虑血液刺激肠道所致	5	全面、系统、准确地获得重要结果，体现人文关怀
		触诊	腹软，上腹压痛，为胃黏膜受损引起	5	
	实验室及辅助检查	实验室检查	血常规、大便隐血试验、凝血功能检查，了解出凝血情况	5	据病情合理选择检查项目，并注意结合临床解释检查结果
			幽门螺杆菌检测明确感染情况	5	
			肝功能检查有助肝硬化的诊断	5	
			尿常规、肾功能、电解质明确是否存在氮质血症	3	
		内镜检查	胃镜下取活组织检查以明确病变性质	5	

续表

诊疗流程		内容要点		评分	注意事项
分析资料并明确诊断	诊断	有胃溃疡基础病史，呕血为典型消化道出血症状。查体腹软，上腹压痛，为胃黏膜受损引起；肠鸣音10次/min，音调正常，考虑血液刺激肠道所致。结合症状、体征，拟诊上消化道出血。待相关实验室及辅助检查进一步明确		10	诊断需排除消化道以外的出血因素
	鉴别诊断	胃肠穿孔、急性胰腺炎、胆石症、急性胆囊炎		5	
治疗方案与健康教育	治疗方案	一般治疗	卧床休息，禁食禁水；观察呕血、黑便情况，监测血压、心率、尿量	5	防治并发症
		药物止血	抑酸治疗（H_2受体拮抗剂、质子泵抑制剂），胃黏膜保护剂（米索前列醇），止血药物	5	
		原发病治疗	出血停止后给予抗溃疡治疗，如有幽门螺杆菌感染，则行根除幽门螺杆菌治疗	5	
		内镜下或手术治疗	必要时进行	5	
	健康教育	消除诱因	如止吐可预防贲门黏膜撕裂综合征所致的出血。禁酒，避免进食粗糙、坚硬、刺激性食物	4	
		加强监测	高危人群定期检查胃镜，及时发现消化道基础疾病并早期干预	3	
综合评价		仪表整洁，态度和蔼，言语恰当 诊疗过程熟练规范 逻辑清晰，体现临床思维		2 4 4	

（杨美玲）

任务二
急腹症

任务目标

1. 掌握急腹症诊疗的基础知识。

2. 能对急腹症进行诊断及鉴别诊断，采取合理的治疗措施。

3. 能针对不同类型的患者，采取合理的治疗手段，体现出小病善治、大病善识、重病善转、慢病善管。

任务导入

患者，男性，35 岁。患者 6h 前饮食不当后出现上腹部疼痛，恶心、呕吐 1 次，吐少量胃内容物，1h 前疼痛转移到右下腹固定，自测体温 38.2℃。患者精神尚可，食欲差，大小便正常，既往无特殊病史。

要求：请根据患者病情作出初步诊断，提出合理的治疗方案。

相关理论知识

急腹症是指以急性腹痛为首要表现，需要紧急处理（包括外科手术）的腹部脏器病变的总称。起病突然、病情重、病因复杂、发展变化快，常涉及内、外、妇、儿等多个专科。

急腹症包括急性炎症、急性穿孔、出血、管腔梗阻、急性脏器缺血五大病因引起的腹痛。

（一）病因与临床表现

1. 急性炎症引起的腹痛 如急性阑尾炎、急性胆囊炎、急性胆管炎、急性胰腺炎、急性出血性肠炎等。

（1）一般起病较急，腹痛为持续性。

（2）常有腹膜刺激征，可出现压痛、反跳痛和腹肌紧张。

（3）全身中毒症状的出现，体温、脉搏、白细胞计数升高等。

2. 急性穿孔引起的腹痛 如胃十二指肠溃疡穿孔、外伤性胃肠穿孔、小肠穿孔、大肠穿孔、胆囊穿孔、阑尾穿孔等。

（1）发病突然，呈突然持续性腹痛。

（2）腹痛剧烈呈刀割样，腹痛最初在病变部位，迅速扩展至全腹。

（3）出现腹膜刺激征，压痛、反跳痛、腹肌紧张。

（4）肠鸣音减弱或消失。

（5）腹部 X 线检查可见膈下游离气体。

（6）诊断性腹腔穿刺可抽出胃肠内容物。

3. 出血引起的腹痛 如外伤性肝、脾、胰、肾破裂出血，腹腔内血管破裂出血，自发性肝脾破裂，腹膜后血肿，异位妊娠破裂出血等。

（1）有呕血、便血等，腹内出血可有外伤史，女性可能有停经史。

（2）为持续性钝痛，腹膜刺激征较轻。

（3）可出现失血性休克征象和移动性浊音阳性。

（4）红细胞计数和血红蛋白呈进行性下降。

（5）诊断性腹腔穿刺（或阴道后穹隆穿刺）可抽出不凝固血液。

4. 急性梗阻引起的腹痛 如机械性肠梗阻、胆石症、胆道蛔虫、嵌顿或绞窄性腹外疝、肠系膜血管缺血性疾病。

（1）起病急骤，开始症状即剧烈。

（2）腹痛为典型绞痛，有间歇期，呈阵发性加剧。

（3）多伴有呕吐，早期为反射性，晚期为溢出性。

（4）脏器梗阻有特殊体征，如肠梗阻时，可有肠鸣音亢进或气过水声；胆道梗阻时，可伴畏寒、发热、黄疸。

（5）实验室检查、X线及B超检查可辅助诊断。

5. 脏器缺血引起的腹痛 包括各种脏器的绞窄性病变和血管栓塞性病变两种，前者如胃肠扭转或卵巢囊肿蒂扭转，后者常见的有肠系膜血管栓塞、脾脏急性栓塞等。

（1）起病急骤，疼痛剧烈。

（2）肠系膜血管栓塞早期常表现为腹痛剧烈，而腹部压痛体征不甚剧烈，症状与体征不符。

（二）临床诊断流程

1. 病史采集

（1）年龄、性别、既往史、个人史。

（2）腹痛的诱因、部位、性质、严重程度、发展规律。

（3）常见伴随症状：恶心、呕吐、排气排便情况、发热、泌尿系统症状、女性生殖系统症状及其他系统伴随症状。

2. 体格检查

（1）面容、姿势、体位、神志状况。

（2）腹部检查：视诊、触诊、叩诊、听诊。

（3）直肠、阴道指诊。

3. 实验室检查

（1）血液检查：血常规、凝血功能、血型、交叉配血实验。

（2）血生化学检查：降钙素原、C反应蛋白、血清淀粉酶、血钙、血糖、肝肾功能、电解质。

（3）血气分析。

（4）尿液检查：尿常规、尿培养、药敏试验、尿淀粉酶。

（5）粪便检查：大便常规、大便隐血试验。

（6）诊断性腹腔穿刺或腹腔灌洗液检查。

4. 影像学检查 结合病情需要选用合适的检查方法。

（三）治疗原则

1. 诊断不明

（1）严密观察、反复检查、边治疗边认真分析。

（2）观察中的必要处理：按具体病情，采取禁饮食，胃肠减压，监测体温、脉率、血压，纠正水、电解质失调，防治休克等措施。

（3）未明确诊断，慎用以下措施：

1）不可轻率应用吗啡类止痛剂。

2）如不能排除肠坏死和肠穿孔，应禁用泻药和灌肠。

（4）非手术治疗指征：① 症状及体征已稳定或好转者；② 起病已超过 3d 而病情无变化者；③ 腹膜刺激征不明显或已局限化者。

（5）手术探查指征：① 疑有腹腔内出血不止者；② 疑有肠坏死或肠穿孔而有腹膜刺激征者；③ 观察或治疗几小时后，疼痛不缓解，腹部体征不减轻，一般情况不好转，或反而加重等。

2．诊断明确

（1）需要立即手术的情况：腹部贯通伤，腹部闭合伤并发腹腔内积血，休克或弥漫性腹膜炎，特殊类型急性阑尾炎，绞窄性肠梗阻，重症胆管炎，急性胆囊炎，胆管炎合并穿孔，消化道穿孔并发弥漫性腹膜炎，急性重症胰腺炎出现高热、腹肌紧张或低血压等并发症且无改善者。

（2）可在严密观察下行非手术治疗，必要时急诊手术的情况：腹部闭合伤，B 超确诊为肝、脾、肾轻度裂伤且无明显腹腔积血或腹膜炎表现，一般类型急性阑尾炎，急性单纯性机械性肠梗阻，急性胆囊炎、胆管炎，消化性溃疡空腹穿孔或小穿孔已闭合，腹膜炎局限，术后吻合口、缝合口漏，腹膜炎局限且引流通畅，原发性腹膜炎，腹腔、肝脏单个脓肿且脓腔较小，急性胰腺炎未发生严重并发症，大肠癌所致的慢性肠梗阻。

（3）一般不需要手术的外科急腹症：麻痹性肠梗阻一般不宜手术，但高度肠胀气有可能造成肠壁坏死、穿孔者应手术减压，蛔虫、粪块所致的急性肠梗阻，腹膜后血肿且无进行性失血表现。

任务分析

本次任务要求对导入病例作出初步诊断，提出合理治疗方案，分析如下。

（一）归纳病例特点

1．病因及诱因 中年男性患者，饮食不当出现上腹痛。

2．主要症状特点 上腹部痛伴恶心、呕吐 1 次，吐胃内容物，1h 前疼痛转移到右下腹固定。

根据患者出现恶心、呕吐，伴转移性右下腹痛的典型症状，拟诊急性阑尾炎。

（二）完善临床资料以明确诊断

1．体格检查 是否有麦氏点压痛、反跳痛、肌紧张，是否出现结肠充气试验、腰大肌试验或闭孔内肌试验阳性等异常体征。

2. **辅助检查**　血常规是否有白细胞计数升高，血、尿淀粉酶测定排除胰腺炎，B超检查是否有阑尾肿大和阑尾腔积脓影像，X线检查排除消化道穿孔、肠梗阻等疾病。

（三）确定治疗方案

1. **急性单纯性阑尾炎**　早期阶段可采用非手术治疗，但必须仔细观察，如病情有发展应及时中转手术，急性发作的可能性大。禁食或进流质饮食，静脉补液并全身应用抗生素。

2. **急性化脓性、坏疽性、穿孔性阑尾炎**　原则上应立即实施急诊手术，切除病理性阑尾，术后应积极抗感染，预防并发症。手术选择传统阑尾切除术或腹腔镜阑尾切除术。

3. **阑尾周围脓肿**

（1）脓肿局限者，暂行保守治疗，待3~6个月后再考虑切除阑尾。

（2）保守治疗期间，如脓肿扩大并可能破溃时，应先行超声检查，确定切口部位后行手术切开引流。

任务实施及评分标准

对该案例患者的诊疗流程及评分标准见表2-2-1。

表2-2-1　诊疗流程及评分标准

诊疗流程			内容要点	评分	注意事项
搜集临床资料	采集病史	问诊	了解疾病发生与发展过程	15	简明、系统、全面、完整，查阅患者既往病历资料
	体格检查	视诊	腹平坦，胸式呼吸	5	全面、系统、准确地获得重要结果，体现人文关怀
		触诊	麦氏点压痛、反跳痛、肌紧张，结肠充气试验、腰大肌试验或闭孔内肌试验阳性	10	
		听诊	肠鸣音减弱	5	
	实验室及辅助检查	血常规	白细胞计数是否升高	5	据病情合理选择检查项目，并注意结合临床解释检查结果
		血、尿淀粉酶	排除胰腺炎	5	
		影像学检查	B超检查阑尾肿大和阑尾腔积脓影像，X线检查排除消化道穿孔、肠梗阻等	5	
分析资料并明确诊断	诊断		患者饮食不当后出现上腹部疼痛，恶心、呕吐1次，吐少量胃内容物，后转移到右下腹固定的典型症状，可拟诊急性阑尾炎	10	患者须排除其他引起急性腹痛的疾病，方可诊断急性阑尾炎
	鉴别诊断		其他类型的外科急腹症	5	

续表

诊疗流程			内容要点	评分	注意事项
治疗方案与健康教育	治疗方案	急性单纯性阑尾炎	非手术治疗，但必须仔细观察，如病情有发展应及时中转手术，急性发作的可能性大；禁食或进流质饮食，静脉补液，全身应用抗生素	5	防治并发症
		急性化脓性、坏疽性、穿孔性阑尾炎	原则上应立即实施急诊手术，切除病理性阑尾，术后积极抗感染，预防并发症；手术选择：传统阑尾切除术或腹腔镜阑尾切除术	5	
		阑尾周围脓肿	脓肿局限者，暂行保守治疗，待3~6个月后再考虑切除阑尾；保守治疗期间如脓肿有扩大并可能破溃时，应先行超声检查，确定切口部位后行手术切开引流	5	
	健康教育	生活饮食习惯	形成良好的饮食和卫生习惯，保持清洁、易消化、营养均衡的膳食	4	纠正不良饮食习惯，积极控制急腹症的各类诱因，定期体检，适当运动，锻炼身体，从而减少急腹症发生
		积极控制诱发因素	有溃疡病者，应按医嘱服用药物；胆道疾病和慢性胰腺炎者需适当减少油腻食物摄入；反复发生肠梗阻者应避免暴饮暴食及饱食后剧烈运动；月经异常者及时就诊	3	
		预防肠梗阻	急腹症行手术治疗者，术后应早期开始活动，以预防粘连性肠梗阻	3	
综合评价			仪表整洁，态度和蔼，言语恰当 诊疗过程熟练规范 逻辑清晰，体现临床思维	2 4 4	

任务拓展

急腹症病因多样，总结部分疾病的诊疗流程如急性胃穿孔诊疗流程（表 2-2-2）、外伤性脾破裂诊疗流程（表 2-2-3）、机械性肠梗阻诊疗流程（表 2-2-4），供参考。

表 2-2-2　急性胃穿孔诊疗流程

任务名称		急性穿孔引起的腹痛（胃溃疡急性穿孔）	注意事项
搜集临床资料	采集病史	发病突然，呈突然持续性腹痛；腹痛剧烈呈刀割样，腹痛最初在病变部位，迅速扩展至全腹；多数患者有多年慢性腹痛史	确认资料的真实性与可靠度
	体格检查	1. 视诊　腹平坦，胸式呼吸 2. 触诊　板状腹，压痛、反跳痛以剑突下为甚 3. 叩诊　腹部叩诊肝浊音界缩小，移动性浊音阳性 4. 听诊　肠鸣音减弱或消失	
	实验室及辅助检查	1. 实验室检查　血常规排除感染因素引起的腹痛 2. 影像学检查　腹部立位平片出现膈下游离气体 3. 特殊检查　腹腔穿刺液或灌洗液含有胃肠内容物 4. 腹腔穿刺液培养　明确感染情况	须根据病情选择检查项目

续表

任务名称		急性穿孔引起的腹痛（胃溃疡急性穿孔）	注意事项
分析资料并明确诊断	诊断	反复腹痛多年，突发上腹部刀割样剧痛并伴恶心、呕吐的典型症状，可拟诊胃溃疡急性穿孔。待相关体格检查及辅助检查进一步明确	患者须排除其他引起急性腹痛的疾病，方可诊断胃溃疡急性穿孔
	鉴别诊断	其他类型的外科急腹症	
治疗方案与健康教育	治疗方案	1. 非手术治疗 针对症状轻，体征局限，全身状况稳定的单纯空腹穿孔。半卧位、禁食禁饮，持续胃肠减压，补液，营养支持；选用敏感抗生素，H₂ 受体拮抗剂或质子泵抑制剂；密切观察病情，非手术治疗 6~8h 无效者，中转手术 2. 手术治疗 饱餐后穿孔；急性穿孔伴有大出血、瘢痕性幽门梗阻、恶性变等并发症；顽固性溃疡穿孔；非手术治疗无效，或有严重的腹膜炎。根据病情采用单纯穿孔修补术或胃大部切除术	注意防治并发症
	健康教育	1. 形成良好的饮食和卫生习惯 2. 保持清洁、易消化、营养均衡的膳食 3. 积极控制急腹症的各类诱因，如有溃疡病者，应按医嘱定时服药；胆道疾病和慢性胰腺炎者需适当减少油腻食物摄入；反复发生肠梗阻者应避免暴饮暴食及饱食后剧烈运动；月经不正常者应及时就诊 4. 急腹症行手术治疗者，术后应早期开始活动，以预防粘连性肠梗阻	纠正不良饮食习惯，积极控制急腹症的各类诱因，定期体检，适当运动，锻炼身体，从而减少急腹症发生

表 2-2-3 外伤性脾破裂诊疗流程

任务名称		出血引起的腹痛（外伤性脾破裂）	注意事项
搜集临床资料	采集病史	左下胸或左上腹外伤史；左上腹痛，向左侧肩背部放射；真性脾破裂易引起休克	确认资料的真实性与可靠度
	体格检查	1. 视诊 腹部隆起 2. 触诊 左上腹压痛，反跳痛、肌紧张早期不明显 3. 叩诊 移动性浊音阳性，不完全脾破裂部分患者可于左上腹有固定而逐渐增大的浊音区 4. 听诊 肠鸣音减弱	
	实验室及辅助检查	1. 实验室检查 血常规出现失血征象 2. 影像学检查 X线可见脾影加宽、左膈肌升高和活动受限；B超显示脾影增大 3. 腹腔穿刺 左下腹抽出不凝固的血液 4. 腹腔穿刺液培养 明确感染情况	须根据病情选择检查项目
分析资料并明确诊断	诊断	患者有左下胸部或左上腹外伤史，且出现左上腹痛向左侧肩背部放射、失血性休克的典型症状，可拟诊外伤性脾破裂。待相关体格检查及辅助检查进一步明确	患者须排除其他引起急性腹痛的疾病，方可诊断外伤性脾破裂
	鉴别诊断	其他类型的外科急腹症	
治疗方案与健康教育	治疗方案	1. 不完全脾破裂 无休克或容易纠正的一过性休克，影像学检查证实脾脏裂伤比较局限、表浅，无其他腹腔脏器合并伤者，可不手术 2. 完全性脾破裂 常为多发性，一经确诊应立即手术 3. 儿童脾破裂 尽量保脾。在脾切除后易致严重的全身感染（脾切除后凶险感染），保脾意义大于成人，对于脾脏严重破裂甚至破碎或脾蒂断裂者，仍以全脾切除为首选	注意防治并发症

续表

任务名称		出血引起的腹痛（外伤性脾破裂）	注意事项
治疗方案与健康教育	健康教育	1. 避免腹部脾脏部位外伤 2. 急腹症行手术治疗者，术后应早期开始活动，以预防粘连性肠梗阻	避免受伤是关键

表 2-2-4　机械性肠梗阻诊疗流程

任务名称		急性梗阻引起的腹痛（机械性肠梗阻）	注意事项
搜集临床资料	采集病史	患者出现不同程度的腹痛、呕吐、腹胀、停止排气排便	确认资料的真实性与可靠度
	体格检查	1. 视诊　腹部隆起，可见肠型、蠕动波 2. 触诊　左上腹压痛，反跳痛、肌紧张早期不明显 3. 听诊　肠鸣音亢进，有过水声或金属音	
	实验室及辅助检查	1. 实验室检查　血常规提示感染征象，电解质提示体液失衡 2. 影像学检查　腹部 X 线可见肠胀气、液气平面	须根据病情选择检查项目
分析资料并明确诊断	诊断	患者出现不同程度的腹痛、呕吐、腹胀，停止排气排便。待相关体格检查及辅助检查进一步明确	患者须排除其他引起急性腹痛的疾病，方可诊断机械性肠梗阻
	鉴别诊断	其他类型的外科急腹症	
治疗方案与健康教育	治疗方案	1. 基础疗法　禁食禁饮，持续胃肠减压，纠正体液代谢紊乱，提供营养支持，防治感染和中毒 2. 解除梗阻 （1）非手术治疗 1）适应证：单纯性粘连性肠梗阻，动力性肠梗阻，肠套叠早期，蛔虫或粪块堵塞引起的肠梗阻，以及肠结核所致的不完全性肠梗阻 2）方法：生植物油口服或灌注、肠管复位法 （2）手术治疗 1）适应证：绞窄性肠梗阻、先天性肠道畸形或肿瘤引起的肠梗阻、肠梗阻非手术治疗无效 2）方法：去除梗阻病因的手术、肠切除肠吻合术、肠造口或肠外置术、肠短路手术	注意防治并发症
	健康教育	1. 形成良好的饮食和卫生习惯 2. 保持清洁、易消化、营养均衡的膳食 3. 反复发生肠梗阻者应避免暴饮暴食及饱食后剧烈运动 4. 行手术治疗者，术后应早期开始活动，以预防粘连性肠梗阻	

（蒋梦莎）

任务三
尿路感染

任务目标

1. 掌握尿路感染临床表现特点。
2. 能够对尿路感染患者进行临床诊断及治疗。
3. 能够对易患人群进行尿路感染的健康教育，预防尿路感染的发生。

任务导入

患者，女，35 岁。患者 3d 前劳累后出现排尿时烧灼样疼痛，伴尿急、尿频，每日十余次，无肉眼血尿，未予治疗。2h 前患者突然出现畏寒、发热，体温最高 39.8℃。伴右侧腰部持续性胀痛，全身疲乏无力。既往无特殊病史。查体：体温 39.2℃，急性发热病容，右肾区叩击痛（＋）。实验室检查：血常规，血红蛋白 128g/L，白细胞 11.8×10^9/L，中性粒细胞 0.85，血小板 245×10^9/L；尿常规，尿蛋白（＋），亚硝酸盐（＋），白细胞 40～50 个/HP。

要求：根据患者病情作出初步诊断，提出合理治疗方案。

相关理论知识

尿路感染是指由各种病原微生物侵袭尿路引起的非特异性感染，包括肾盂肾炎、膀胱炎和尿道炎。

（一）病因和发病机制

1. **致病菌** 革兰氏阴性杆菌占尿路感染全部致病菌的 80%～90%，其中大肠埃希菌约占 75%～90%，其次为变形杆菌、克雷伯菌。5%～10% 的尿路感染由革兰氏阳性球菌引起，主要为粪链球菌和凝固酶阴性葡萄球菌。真菌感染常见于糖尿病、器官移植以及长期应用广谱抗生素或激素的患者。由于抗菌药物及免疫抑制剂的广泛应用，革兰氏阳性球菌、真菌和耐药菌导致的尿路感染在增多。

2. **致病菌感染途径**

（1）上行感染：为最常见的感染途径，约占尿路感染的 95%。致病菌由尿道外口沿膀胱、输尿管上行到达肾盂，引起肾盂炎症后，再经肾乳头、肾盏侵犯肾小管间质。致病菌多为大肠埃希菌。

（2）血行感染：远较上行感染少见，不足 2%，机体有感染病灶或败血症时，致病菌进入血液，到达肾皮质引起多发性小脓肿，再沿肾小管向下扩散至肾乳头、肾盏及肾盂，引起肾盂肾炎。致病菌以金黄色葡萄球菌和大肠埃希菌多见。

（3）淋巴感染和直接感染：极其少见。

3. 机体易感因素 健康人有防御致病菌入侵尿路的能力，当机体的防御机制被损害后，易发生尿路感染。常见机体易感因素有：

（1）尿路梗阻：为最主要的易感因素，任何妨碍尿液自由流出的因素，如结石、前列腺增生、狭窄、肿瘤等均可导致尿液积聚，致病菌不易被冲洗清除，而在局部大量繁殖引起感染。尿路梗阻合并感染可使肾组织结构快速破坏。

（2）其他因素：包括膀胱输尿管反流，机体免疫力低下，神经源性膀胱，肾发育不良，妊娠，女性和性活动，医源性因素等。

（二）临床表现

1. 急性肾盂肾炎

（1）全身症状：畏寒、发热，体温升高达 38～40℃，多为弛张热，常伴有头痛、全身肌肉酸痛和疲乏无力，可有食欲减退、恶心呕吐或腰腹疼痛等症状。

（2）泌尿系统症状：多有尿急、尿频、尿痛等尿路刺激征，部分患者此种表现不明显，局部症状常有腰痛。体检时可发现肋脊角或输尿管点压痛及肾区叩击痛。

（3）尿液变化：重者尿液混浊，呈脓尿、血尿表现。

2. 慢性肾盂肾炎

（1）无症状性细菌尿：尿培养提示真性细菌尿，但临床呈隐匿表现。

（2）继发性高血压：主要表现为头痛、头晕、乏力、记忆力减退等高血压症状，多为中度高血压，少数有恶性高血压表现，尿检查有多种异常，尿细菌检查阳性。

（3）发作性血尿：以肉眼或镜下血尿为主要表现，常伴腰痛及尿路刺激征，血尿可自行缓解，但细菌尿一直存在。

（4）长期低热：肾实质有活动性感染病灶，长期低热、乏力、体重减轻，有脓尿、细菌尿，但无尿路刺激征。

3. 膀胱炎和尿道炎 占尿路感染的 60% 以上，主要表现为尿频、尿急、尿痛和排尿末下腹部疼痛，全身症状不明显，尿液白细胞增多，伴有镜下或肉眼血尿。单纯尿道炎少见，排尿时有烧灼感，尿道口有炎性分泌物。

（三）实验室和其他检查

1. 尿液检查

（1）尿常规：轻者新鲜中段尿外观可无异常，重者呈米汤样混浊，并有腐败气味，尿沉渣镜检白细胞＞5 个 /HP，红细胞视血尿程度而定，检出白细胞管型提示肾盂肾炎。尿蛋白多数为阴性或微量。

（2）细菌学检查

1）尿沉渣涂片：取新鲜中段尿离心或不离心尿沉渣涂片直接找细菌，每高倍视野有1 个及以上细菌为阳性。

2）尿细菌培养和菌落计数可确定真性细菌尿：① 有尿路感染症状，一次清洁中段尿培养菌落数≥10^5/ml；② 无症状者需连续两次尿培养菌落数≥10^5/ml 且为同一菌种；③ 导尿一次尿培养菌落数≥10^5/ml；④ 耻骨上膀胱穿刺尿培养细菌阳性。

（3）尿化学检查：常用硝酸盐还原试验，大肠埃希菌、变形杆菌等革兰氏阴性菌可使尿中硝酸盐还原成亚硝酸盐，革兰氏阳性菌感染为阴性，该方法可作为尿路感染的过筛试验。

2. 血液检查

（1）血常规：视感染轻重程度选择，急性期白细胞计数可升高，重者中性粒细胞核左移，慢性期可出现贫血。

（2）肾功能检查：慢性肾盂肾炎肾衰竭早期表现为夜尿多、尿比重低而固定，晚期出现慢性肾衰竭各种表现。

3. 影像学检查　包括 B 超、X 线腹部平片、排泄性或逆行肾盂造影以及排尿期末膀胱造影等，对于了解肾大小、形态、肾盂肾盏变化以及有无结石、囊肿、梗阻和膀胱输尿管反流有重要意义。

（四）诊断

1. 急性肾盂肾炎　根据感染全身中毒症状，腰痛和肋脊角或输尿管点压痛及肾区叩击痛以及泌尿系统表现和真性细菌尿，可作出初步诊断。表现不典型者须多次查尿，参考多项实验室检查结果确诊。

2. 慢性肾盂肾炎　典型病例有急性肾盂肾炎病史半年或 1 年以上，尿细菌检查阳性；临床上有肾小管功能不全的表现，如夜尿多、肾小管性酸中毒等，晚期出现贫血及氮质血症；X 线或 B 超证实肾盂肾盏变形、缩窄及双肾不对称缩小，外形凹凸不平。非典型病例以高血压、血尿、低热为主要表现，或隐匿表现为无症状性细菌尿，结合实验室检查诊断。

3. 膀胱炎和尿道炎　有尿路刺激征或尿道口炎性分泌物，结合尿常规及尿细菌检查可诊断。

（五）治疗

1. 一般治疗　注意休息，多饮水，勤排尿。若已明确尿路感染反复发作的诱因，应及时去除。

2. 抗感染治疗

（1）急性肾盂肾炎

1）病情较轻者：门诊口服药物治疗，疗程 10～14d。常用药物有喹诺酮类（如氧氟沙星 0.2g，2 次/d；环丙沙星 0.25g，2 次/d 或左氧氟沙星）、半合成青霉素类（如阿莫西林 0.5g，3 次/d）、二代头孢菌素（如头孢呋辛 0.25g，2 次/d）等。治疗 14d 后，如尿菌仍阳性，应参考药敏试验选用有效抗生素继续治疗 4～6 周。

2）严重感染全身中毒症状明显者：住院静脉药物治疗，疗程 2 周。常用药物有喹诺酮类（左氧氟沙星 0.2g，每 12 小时 1 次）；抗铜绿假单胞菌的广谱青霉素联合 β- 内酰胺酶抑制剂（如哌拉西林钠他唑巴坦钠 3.375g，每 6 小时 1 次，美洛西林钠舒巴坦钠 3.75g，每 8 或 12 小时 1 次）；三代头孢菌素（头孢曲松钠 1.0 ~ 2.0g，每 12 小时 1 次）；危重患者可选用碳青霉烯类（亚胺培南西司他丁钠 1g，每 8 小时 1 次，美罗培南 0.5 ~ 1g，每 8 小时 1 次）。治疗 72h 无好转，应按药敏试验结果更改抗生素，疗程 ≥ 2 周。

（2）慢性肾盂肾炎：急性发作时治疗同急性肾盂肾炎。

（3）急性膀胱炎：疗程 3 ~ 7d。首选药物为复方磺胺甲噁唑（磺胺甲噁唑 0.8g，甲氧苄啶 160mg，2 次 /d，疗程 3d），呋喃妥因（50mg，每 8 小时 1 次，疗程 5 ~ 7d），磷霉素（3g 单剂）。其他药物，如阿莫西林、头孢菌素类、喹诺酮类也可以选用。停服抗生素 7d 后，需进行尿细菌定量培养，阴性表示急性细菌性膀胱炎已治愈，阳性则应继续给予 2 周抗生素治疗。

任务分析

本次任务要求对导入病例作出初步诊断，提出合理治疗方案，分析如下。

（一）归纳病例特点

1. **病因及诱因** 青年女性，本病多发人群。

2. **主要症状特点** 急性起病，发热、腰痛、尿路刺激征、排尿时烧灼样疼痛，典型急性肾盂肾炎伴发膀胱炎临床症状表现。

3. **体格检查** 高热，急性热病容，右肾区叩击痛（＋），为炎症反应表现。

4. **辅助检查**

（1）尿常规：尿蛋白（＋）与发热和尿路炎症相关，亚硝酸盐（＋）和白细胞 40 ~ 50 个 /HP 提示尿路细菌感染。

（2）血常规：白细胞升高，中性粒细胞比例升高，提示细菌感染。

结合多发人群、症状、体格检查及辅助检查，可拟诊急性肾盂肾炎。

（二）完善临床资料以明确诊断

辅助检查：尿沉渣涂片、清洁中段尿细菌培养与药物敏感试验、血细菌培养与药物敏感试验明确是否存在尿路感染及感染的病原菌类型。泌尿系统 B 超明确肾外形。肾功能、尿 β_2 微球蛋白明确肾功能是否受损。急性炎症控制后，可于必要时行泌尿系统造影。

（三）确定治疗方案

1. **一般治疗** 注意休息，多饮水，勤排尿。

2. **抗感染治疗** 首选针对革兰氏阴性杆菌有效的药物，疗程 2 周，停药 1 周后注意复查。

任务实施及评分标准

对该案例患者的诊疗流程及评分标准见表 2-3-1。

表 2-3-1　诊疗流程及评分标准

诊疗流程			内容要点	评分	注意事项
采集病史	问诊		了解疾病发生与发展过程	15	简明、系统、全面、完整，查阅患者既往病历资料
体格检查	生命体征		高热	3	全面、系统、准确地获得重要结果，体现人文关怀
	视诊		急性热病容	2	
	叩诊		右肾区叩击痛（＋）	5	
搜集临床资料	实验室及辅助检查	尿液检查	尿常规：尿蛋白（＋）与发热和尿路炎症相关；亚硝酸盐（＋）和白细胞40～50 个 /HP 提示尿路细菌感染	3	据病情合理选择检查项目，并注意结合临床解释检查结果
			细菌学检查：尿沉渣涂片、清洁中段尿细菌培养与药物敏感试验明确是否存在尿路感染及感染的病原菌类型	5	
			尿 β_2 微球蛋白：明确肾功能是否受损	1	
		血液检查	血常规：白细胞升高，中性粒细胞比例升高，提示细菌感染	3	
			细菌学检查：血细菌培养与药物敏感试验明确是否存在尿路感染及感染的病原菌类型	5	
			肾功能：明确肾功能是否受损	2	
		影像学检查	泌尿系统 B 超明确肾外形	3	
			急性炎症控制后，可于必要时行泌尿系统造影	3	
分析资料并明确诊断	诊断		青年女性，本病多发人群。急性起病，发热、腰痛、膀胱刺激征、排尿时烧灼样疼痛，典型急性肾盂肾炎伴发膀胱炎临床症状表现。查体：高热，急性热病容，右肾区叩击痛（＋），为炎症反应表现，符合本病体征。尿常规提示：尿蛋白（＋），与发热和尿路炎症相关；亚硝酸盐（＋）和白细胞 40～50 个 /HP 提示尿路细菌感染。血常规：白细胞升高，中性粒细胞比例升高，提示细菌感染。结合临床症状、体征及尿常规结果，拟诊急性肾盂肾炎，待相关实验室及辅助检查进一步明确	10	尿细菌培养是诊断尿路感染的"金标准"
	鉴别诊断		尿道综合征、泌尿系统结核、慢性肾盂肾炎急性发作	5	

续表

诊疗流程			内容要点	评分	注意事项
治疗方案与健康教育	治疗方案	一般治疗	休息，多饮水，勤排尿，高热量、高维生素、易消化饮食	5	及时有效抗感染治疗是关键，注意防治并发症
		抗感染治疗	首选对革兰氏阴性杆菌有效的抗生素，根据药敏试验调整，疗程 10~14d，结束后 5~7d 查尿细菌	5	
		其他治疗	物理降温；维持水电解质平衡	5	
	健康教育	减少危险因素	多饮水、勤排尿是最有效的预防方法；注意会阴部清洁；尽量避免尿路器械的使用，必须应用时严格无菌操作	6	尿路感染预防至关重要
		防治感染	若必须留置导尿管，前 3d 给予抗生素可延迟尿路感染的发生；与性生活有关的尿路感染，应于性交后立即排尿，并口服一次常用量的抗生素	4	
综合评价			仪表整洁，态度和蔼，言语恰当 诊疗过程熟练规范 逻辑清晰，体现临床思维	2 4 4	

（高丽园）

任务四

尿路结石

任务目标

1. 掌握尿路结石的临床表现特点。
2. 能够对尿路结石患者进行临床诊断及治疗。
3. 能够对易患人群进行尿路结石的健康教育，预防结石的发生。

任务导入

患者，男性，38 岁。突发左腰部绞痛伴血尿 1h。患者 1h 前剧烈活动后突然出现左腰部绞痛，疼痛呈持续性，阵发性加重，向左侧会阴区放射，患者站立不安，伴大汗、恶心，呕吐胃内容物 1 次，排尿 1 次，量约 150ml，尿呈粉红色。既往体健。查体：体温 37.8℃，脉率 95 次/min，呼吸频率 19 次/min，血压 138/75mmHg。神志清楚，辗转不安，双肺呼吸音清，心率 95 次/min，律齐。腹部平坦，未见胃肠型、蠕动波，全腹无压痛，无反跳痛与肌紧张，肠鸣音 6 次/min，左肾区叩击痛（＋）。实验室检查：血常规示血红蛋白 135g/L，白细胞 11.2×10^9/L、中性粒细胞 0.82，血小板 247×10^9/L。泌尿系统

B超：左侧肾盂和近段输尿管扩张，距离肾门4cm处可见一强回声光团，直径约5mm，后伴声影，输尿管下段显示不清。

要求：请根据患者病情作出初步诊断，提出合理治疗方案。

相关理论知识

尿路结石是泌尿系统各部位结石病的总称，是泌尿系统的常见病。根据尿路结石所在部位的不同，分为肾结石、输尿管结石、膀胱结石、尿道结石。

（一）尿路结石形成因素

本病的形成与环境因素、全身性病变及泌尿系统疾病有密切关系。尿中形成结石晶体的盐类呈超饱和状态，尿中抑制晶体形成物质不足和核基质的存在是形成结石的主要因素。

1. **流行病学因素**　包括年龄、性别、职业、社会经济地位、饮食成分和结构、水分摄入量、气候、代谢和遗传等因素。上尿路结石好发于20~50岁，男性多于女性。实验证明，饮食中动物蛋白、精制糖增多，纤维素减少，会促进上尿路结石形成。大量饮水使尿液稀释，能减少尿中晶体形成。相对高温环境及活动减少等亦为影响因素，但职业、气候等不是单一决定因素。

2. **尿液因素**

（1）成石物质排出过多：尿液中钙、草酸、尿酸排出量增加。长期卧床、甲状旁腺功能亢进、特发性高钙尿症、其他代谢异常及肾小管酸中毒等，均使尿钙排出增加。痛风，尿液持续酸性、慢性腹泻及噻嗪类利尿剂均使尿酸排出增加。内源性合成草酸增加或肠道吸收草酸增加，可引起高草酸尿症。

（2）尿pH升高，磷酸镁铵和和磷酸钙结石在碱性尿液中形成。

（3）尿量减少，使盐类和有机物质的浓度增高。

（4）尿中抑制晶体形成和聚集物质含量减少，如枸橼酸、焦磷酸盐、镁、酸性糖胺聚糖等。

3. **解剖结构异常**　如尿路梗阻，导致晶体或基质在引流较差部位沉积，尿液滞留继发尿路感染，促进结石形成。

4. **尿路感染**　由尿路感染引起的结石在临床上称为"感染石"，主要晶体成分是六水磷酸铵镁和碳酸磷灰石。最常见的病原菌是变形杆菌。

大多数草酸钙结石原因不明。磷酸钙和磷酸铵镁结石与感染和梗阻有关。尿酸结石与痛风等有关。胱氨酸结石是罕见的家族性遗传性疾病，尿中排出大量胱氨酸所致。

（二）病理类型

结石的类型取决于其晶体成分。尿路结石的晶体成分多为混合性，单一成分者较少。主要有以下几种：

1. **草酸盐结石** 棕褐色，质坚硬，表面粗糙有刺，呈桑椹形，切面呈环形层状。容易损伤尿路黏膜引起血尿。在碱性尿内形成，可为单纯草酸钙结石，多数为草酸钙和磷酸钙混合性结石。

2. **尿酸盐结石** 黄色或褐色，表面光滑，质硬，圆或卵圆形，常形成多数小结石，在酸性尿中形成。尿酸结石可为单纯性或与草酸钙、磷酸钙等形成混合结石，单纯尿酸结石 X 线可透过常不显影，混合结石 X 线不透过可显影。

3. **磷酸铵镁结石** 灰白色，表面光滑或有颗粒，松散易碎。在肾盂、肾盏内可形成鹿角形结石。切面常见有核心（为细菌或脱落上皮等），呈同心性层状结构。在碱性尿中形成，常与碳酸盐混合。

4. **胱氨酸结石** 黄白色、光滑、外观蜡样，X 线能透过，不易显影，形成于酸性尿中。

（三）临床表现

1. **肾及输尿管结石** 主要症状是疼痛和血尿，极少数患者可长期无自觉症状。

（1）疼痛：大部分患者出现腰痛或腹部疼痛，较大的结石，多为患侧腰部钝痛或隐痛，常在活动后加重。较小的结石，多引起平滑肌痉挛而出现绞痛，这种绞痛常突然发生，疼痛剧烈，如刀割样，向下腹部、外阴部和大腿内侧放射，发作时患者面色苍白、出冷汗、恶心、呕吐，严重者出现脉弱而快，血压下降等症状。疼痛常阵发性发作，可因某个动作突然终止或缓解疼痛，亦有腰、腹部隐痛。

（2）血尿：由于结石直接损伤肾和输尿管黏膜，剧痛后可出现镜下血尿或肉眼血尿，血尿的严重程度与损伤程度有关。

（3）脓尿：肾和输尿管结石并发感染时尿中出现脓细胞，临床可出现高热、腰痛。

（4）其他：结石梗阻可导致肾积水、肾功能不全，部分患者可出现胃肠道症状、贫血等。

2. **膀胱结石** 主要症状是疼痛、排尿困难和血尿。其程度与结石的部位、大小、活动与否，并发症及其程度等因素有关。

（1）下腹部疼痛：排尿时疼痛最明显，常向会阴部、阴茎头部放射。

（2）排尿困难：随结石在膀胱内位置的改变而时轻时重。排尿可能间断性中断。患病男童发病时常用手揉搓阴茎，或跑、跳、改变体位以试图继续排尿。结石嵌顿于膀胱颈时，会造成急性尿潴留。

（3）血尿：通常为终末血尿（排尿快结束时出血）。

（4）反复尿路感染。

3. **尿道结石** 主要症状是在会阴部剧烈疼痛后出现急性排尿困难，不能完全排空膀胱内尿液，甚至发生尿潴留。

（1）排尿困难：结石嵌顿于尿道可引起排尿困难、尿线变细或滴沥状，有时出现尿流中断及尿潴留。完全梗阻则发生急性尿潴留。

（2）疼痛：排尿时可有明显疼痛，且放射至阴茎头部。后尿道结石有会阴和阴囊部疼痛。若合并感染则局部疼痛加剧，尿道口有脓性分泌物，膀胱刺激症状加剧。

（3）肿物：前尿道结石可于阴茎体部触及结节状肿物，部分病例结石卡在尿道口处，可直接看到。

（4）尿道憩室结石：女性尿道憩室结石主要为下尿路感染症状，有尿频、尿急、排尿痛、脓尿及血尿，性交痛为突出的症状，有时有尿道排脓。男性尿道憩室结石除尿道有分泌物及尿痛症状外，在阴茎下方还可出现一逐渐增大且较硬的肿物，有明显压痛，但无排尿梗阻症状。部分患者可扪及随排尿压力增加而充气的囊状憩室。

（四）诊断

1. 诊断依据

（1）肾结石：活动后肾区钝痛、血尿，结合影像学检查。

（2）输尿管结石：活动后肾区阵发绞痛、血尿、恶心、呕吐，结合影像学检查。

（3）膀胱结石：排尿中断（改变体位后缓解）、排尿困难、膀胱刺激症状，结合影像学检查。

（4）尿道结石：男性前尿道结石可沿着尿道触及，后尿道结石经直肠指检可触及。女性尿道结石及憩室结石可经阴道触及。尿道探杆探查可感觉到与结石的摩擦感，结合影像学检查。

2. 鉴别诊断　上下尿路结石互为鉴别，泌尿系统肿瘤，尿路感染，阑尾炎。

3. 辅助检查　泌尿系统超声、X线或CT检查，静脉尿路造影，放射性核素显像，尿常规，肾功能等。

（五）治疗

1. 肾绞痛的处理　首要任务是镇痛、解除肾盂和输尿管平滑肌痉挛。对于因恶心、呕吐导致脱水的患者，建立静脉通道，补充水、电解质，同时给予镇痛、止吐治疗。

2. 保守治疗　一般适用于结石直径小于0.6cm、表面光滑、无明显尿路梗阻及感染者，某些临床上不引起症状的肾内较大鹿角形结石，亦可暂行保守治疗。

（1）大量饮水：增加尿量冲洗尿路、促进结石向下移动，稀释尿液减少晶体沉淀。

（2）针刺疗法：增加肾盂、输尿管的蠕动，有利于结石的排出。

（3）运动：经常做跳跃活动，或对肾盏内结石行倒立体位及拍击活动，也有利于结石的排出。

（4）其他：对尿培养有细菌感染者，积极抗感染，对代谢紊乱者，应积极治疗原发疾病以及调节尿液酸碱度等。

3. 体外冲击波碎石　对于尿路结石的患者，体外冲击波碎石是治疗该疾病最常用的手段之一。患者如符合以下情况，可以选择结石体外冲击波碎石的方法进行治疗。

（1）肾结石：对于过大的肾结石，体外冲击波碎石效果往往不理想，所以一般适用于单个直径小于 2cm 的中上肾盏及肾盂结石。

（2）输尿管结石：全段输尿管结石都可以选择使用体外冲击波碎石，碎石效果主要受到结石硬度、韧性、患者体型、集合系统顺畅程度等多种因素影响，可能需要多次碎石。

（3）膀胱结石：膀胱结石也可以尝试进行体外冲击波碎石治疗，但碎石效果往往不理想，如碎石无效建议采用经尿道的微创治疗技术。

有严重心血管疾病、安置心脏起搏器、下尿路梗阻、急性尿路感染、出血性疾病、妊娠、过于肥胖影响定位的患者，不宜使用体外冲击波碎石。

4. 手术疗法　结石引起尿流梗阻已影响肾功能或经保守治疗无效，无体外冲击波碎石条件者，应考虑手术治疗。

（1）术前准备：术前必须了解双侧肾功能情况，有感染者先用抗生素控制感染。输尿管结石患者在进手术室前或在手术台上行泌尿系统 X 线摄片作结石的最后定位。

（2）手术方式：根据结石大小、形状和部位不同，常用的有以下几种手术方式：

1）肾盂或肾窦切开取石术：切开肾盂、取出结石，鹿角状结石或肾盏结石，有时须作肾窦内肾盂肾盏切开取石。

2）肾实质切开取石术：肾结石较大，不能经肾窦切开取石者，需切开肾实质取石。

3）肾部分切除术：适用于肾一极多发性结石（多在肾下极），或位于扩张而引流不畅的肾盏内，可将肾一极或肾盏连同结石一并切除。

4）肾切除术：一侧肾结石并有严重肾积水或肾积脓，已使肾功能严重受损或丧失功能，而对侧肾功能良好者，可行患肾切除。

5）输尿管切开取石术：输尿管结石直径大于 1cm 或结石嵌顿引起尿流梗阻或感染，经保守治疗无效者可行输尿管切开取石术。

6）套石术：输尿管中下段结石直径小于 0.6cm，可试行经膀胱镜用特制的套篮或导管套取。

任务分析

本次任务要求对导入病例作出初步诊断，提出合理治疗方案，分析如下。

（一）归纳病例特点

1. 病因及诱因　青年男性，本病多发人群。

2. 主要症状特点　急性起病、腰痛、血尿，典型上尿路结石临床表现。

3. 体格检查　急性痛苦面容，左肾区叩击痛（＋），符合泌尿系统结石体征。

4. 辅助检查　泌尿系统 B 超，左侧肾盂和近段输尿管扩张，距离肾门 4cm 处可见一强回声光团，直径约 5mm，后伴声影。提示左侧输尿管上段结石。

（二）完善临床资料以明确诊断

尿常规、血生化、排泄性尿路造影或逆行性输尿管肾盂造影，必要时 CT 检查。

（三）确定治疗原则

1．**一般治疗**　缓解肾绞痛。

2．**保守治疗**　结石直径小于 0.6cm、表面光滑、无明显尿流梗阻及感染，可先试行。

3．**体外冲击波碎石**　大多数上尿路结石适用。

任务实施及评分标准

对该案例患者的诊疗流程及评分标准见表 2-4-1。

表 2-4-1　诊疗流程及评分标准

诊疗流程			内容要点	评分	注意事项
搜集临床资料	采集病史	问诊	了解疾病发生与发展过程	15	简明、系统、全面、完整，查阅患者既往病历资料
	体格检查	视诊	急性痛苦面容	5	全面、系统、准确地获得结果，体现人文关怀
		叩诊	左肾区叩击痛（＋）	5	
	实验室及辅助检查	尿液检查	尿常规：了解有无血尿。若有血尿，行尿相差检查，明确血尿来源	5	据病情合理选择检查项目，并注意结合临床解释检查结果
		影像学检查	泌尿系统 B 超：左侧肾盂和近段输尿管扩张，距离肾门 4cm 处可见一强回声光团，直径约 5mm，后伴声影，远段输尿管显示不清	10	
分析资料并明确诊断	诊断		青年男性，尿路结石多发人群。活动后肾区绞痛、血尿、恶心、呕吐，上尿路结石影像学特征，符合上尿路结石诊断	10	根据症状与影像学检查明确
	鉴别诊断		急腹症、尿路感染	10	
治疗方案与健康教育	治疗方案	一般治疗	止痛以缓解肾绞痛	5	
		保守治疗	药物治疗等，对于直径小于 0.6cm、周边光滑、无明显尿流梗阻及感染的结石，可先试行	10	
		体外冲击波碎石	大多数上尿路结石适用，必要时手术治疗	5	
	健康教育	生活方式预防	调整膳食结构、多饮水、多活动，泌尿系统结石形成及复发	6	改变生活方式对预防结石至关重要
		治疗原发病	治疗引起泌尿系统结石的某些原发病，有利于预防结石复发	4	
综合评价			仪表整洁，态度和蔼，言语恰当 诊疗过程熟练规范 逻辑清晰，体现临床思维	2 4 4	

（赵　敏）

模块三 常见妇产科疾病诊疗

任务一

妊娠的诊断与监护

任务目标

1. 认识早、中、晚期妊娠的诊断方法。
2. 能正确制定产前检查计划并进行产前检查。
3. 能给出合理的孕期指导。

任务导入

李女士，27岁，初次妊娠且无分娩史，孕20周来医院要求产前检查，检查结果：血压105/75mmHg，宫底脐下1指，胎心145次/min。

要求：请为该孕妇制订产前检查计划。

相关理论知识

妊娠期从末次月经的第一日开始计算，约为280日（40周）。临床上分为3个时期：妊娠未达14周称为早期妊娠，第14~27^{+6}周称为中期妊娠，第28周及其后称为晚期妊娠。

（一）早期妊娠的诊断

1. 症状

（1）停经：生育期、有性生活史的健康妇女，平时月经周期规则，一旦月经过期，应考虑到妊娠，停经是妊娠最早、最重要的症状。

（2）早孕反应：在停经6周左右出现畏寒、头晕、流涎、乏力、嗜睡、食欲缺乏、喜食酸物、厌恶油腻、恶心、晨起呕吐等症状，多在停经12周左右自行消失。

（3）尿频：前倾增大的子宫压迫膀胱所致，妊娠12周后，尿频症状自然消失。

（4）乳房变化：自觉乳房胀痛。乳房体积逐渐增大，有明显的静脉显露，乳头增大，乳头、乳晕着色加深。乳晕周围出现蒙氏结节。

2. 体征　妇科检查示阴道黏膜和宫颈阴道部充血呈紫蓝色。妊娠6~8周时，双合诊检查子宫峡部极软，感觉宫颈与宫体之间似不相连，称为黑加征，子宫随着妊娠月份逐渐增大变软。

3. 辅助检查

（1）妊娠试验：受精卵着床后不久，即可用放射免疫法测出受检者血液中人绒毛膜促性腺激素（human chorionic gonadotropin，hCG）水平升高。临床上多用早早孕试纸法检测受检者尿液，阳性结果结合临床表现可诊断妊娠。

（2）超声检查：妊娠早期超声检查的主要目的是确定宫内妊娠，排除异位妊娠、滋养细胞疾病、盆腔肿块等。估计孕龄，停经 35d 时，宫腔内见到圆形或椭圆形妊娠囊；妊娠6 周时，可见到胚芽和原始心管搏动。

4. **诊断**

（1）主要症状为停经和早孕反应。

（2）血或尿 hCG 水平升高是确定妊娠的主要指标。

（3）超声检查是确定宫内妊娠的"金标准"。

（二）中晚期妊娠的诊断

1. **病史与症状**　有早期妊娠的经过，感到腹部逐渐增大、自觉胎动，胎动随妊娠进展逐渐增强，妊娠 32～34 周达高峰，妊娠 38 周后逐渐减少。

2. **体征与检查**

（1）子宫增大：腹部检查触及增大的子宫，手测子宫底高度或尺测耻上子宫长度可估计胎儿大小及孕周。

（2）胎动：妊娠 20 周后孕妇可感觉到胎动，有时在腹部检查时可看到或触到胎动。妊娠 28 周以后，正常胎动次数每 2 小时超过 10 次。

（3）胎体：妊娠 20 周后，经腹壁可触及胎体。妊娠 24 周以后，可触及圆而硬、有浮球感的胎头，宽而平坦的胎背，宽而软的但形状不规则胎臀，不规则活动的胎儿肢体。

（4）胎心音：胎心音呈双音，似钟表"嘀嗒"声，正常 110～160 次 /min。于妊娠 12 周用多普勒胎心听诊仪能够探测到胎心音，于妊娠 18～20 周用一般听诊器经孕妇腹壁能听到胎心音。胎心音应与腹主动脉音、子宫杂音、脐带杂音相鉴别。

（5）胎产式、胎先露、胎方位：纵产式是最常见的胎产式，头先露是最常见的胎先露，枕左前和枕右前为正常胎方位。

3. **辅助检查**　超声检查能显示胎儿数目、胎产式、胎先露、胎方位、有无胎心搏动、胎盘位置及其与宫颈内口的关系、羊水量、评估胎儿体重，还能测量胎头双顶径、头围、腹围和股骨长等多条径线，了解胎儿生长发育情况。在妊娠 18～24 周，可采用超声进行胎儿系统检查，筛查胎儿结构畸形。

4. **诊断**

（1）主要症状为子宫增大和胎动。

（2）听到胎心音能确诊妊娠且为活胎。

（3）超声检查可监测胎儿生长发育并在妊娠 18～24 周筛查胎儿结构畸形。

（三）妊娠期的监护

产前检查的时间：根据我国《孕前和孕期保健指南（2018 年）》，目前推荐的产前检查孕周分别是：妊娠 6～13⁺⁶ 周，14～19⁺⁶ 周，20～24 周，25～28 周，29～32 周，33～36 周，37～41 周（每周 1 次）（表 3-1-1）。有高危因素者，可酌情增加次数。

表 3-1-1　产前检查速查表

产检时间	常规检查与保健	备查项目	健康教育
第 1 次检查 （6～13⁺⁶ 周）	1. 建立孕期保健手册 2. 确定孕周、推算预产期 3. 评估孕期高危因素 4. 全面体格检查、妇科检查、胎心率 5. 血常规、尿常规、血型（ABO 和 Rh 血型）、肝功能、肾功能、空腹血糖水平、乙型肝炎病毒表面抗原筛查、梅毒血清抗体筛查、人类免疫缺陷病毒筛查、心电图、超声检查等 6. 地中海贫血筛查（广东、广西、海南等地区）	1. 丙型肝炎筛查 2. 抗 D 滴度检测（Rh 血型阴性者） 3. 75g 口服葡萄糖耐量测验（高危孕妇）、甲状腺功能检测 4. 血清铁蛋白（血红蛋白<110g/L 者） 5. 子宫颈细胞学检查（孕前 12 个月未检查者） 6. 子宫颈分泌物检测淋球菌和沙眼衣原体（高危孕妇或有症状者） 7. 细菌性阴道病的检测（有症状或早产史者） 8. 超声检查：妊娠 11～13⁺⁶ 周测量胎儿颈后透明层厚度 9. 绒毛穿刺取样术（妊娠 10～13⁺⁶ 周，主要针对高危孕妇） 10. 早孕期非整倍体母体血清学筛查（10～13⁺⁶ 周）	1. 流产的认识和预防 2. 营养和生活方式的指导（孕期体质量增加建议） 3. 继续补充叶酸 0.4～0.8mg/d、复合维生素（既往生育过神经管缺陷儿的孕妇，每天补充叶酸 4mg） 4. 避免接触有毒有害物质，避免密切接触宠物；慎用药物；改变不良生活习惯；保持心理健康
第 2 次检查 （14～19⁺⁶ 周）	1. 分析首次产前检查的结果 2. 询问阴道出血、饮食、运动情况 3. 体格检查，包括血压、体重，评估孕妇体重增加是否合理；子宫底高度；胎心率测定	1. 无创产前基因检测，适宜孕周为 12～22⁺⁶ 周 2. 胎儿染色体非整倍体异常的中孕期母体血清学筛查（妊娠 15～20 周，最佳检测孕周为 16～18 周） 3. 羊膜腔穿刺术检查胎儿染色体核型（妊娠 16～22 周），针对高危人群	1. 流产的认识和预防 2. 妊娠生理知识 3. 营养和生活方式的指导 4. 中孕胎儿染色体非整倍体异常筛查的意义 5. 非贫血孕妇，如血清铁蛋白<30μg/L，应补充铁元素 60mg/d；诊断明确的缺铁性贫血孕妇，应补充元素铁 100～200mg/d 6. 开始常规补充钙剂 0.6～1.5g/d
第 3 次检查 （20～24 周）	1. 询问胎动、阴道出血、饮食、运动情况 2. 体格检查，包括血压、体重，评估孕妇体重增加是否合理；宫高、腹围、胎心率测定 3. 胎儿系统超声筛查（妊娠 20～24 周），筛查胎儿的严重畸形 4. 血常规、尿常规	宫颈评估（B 超测量宫颈长度，早产高危者）	1. 早产的认识和预防 2. 营养和生活方式的指导 3. 胎儿系统超声筛查的意义

产检时间	常规检查与保健	备查项目	健康教育
第4次检查（25～28周）	1. 询问胎动、阴道出血、宫缩、饮食、运动情况 2. 体格检查，包括血压、体重，评估孕妇体重增加是否合理；宫高、腹围、胎心率测定 3. 妊娠糖尿病筛查。直接进行口服葡萄糖耐量试验，其正常上限为：空腹血糖水平为5.1mmol/L，1h血糖水平为10.0mmol/L，2h血糖水平为8.5mmol/L。孕妇具有妊娠糖尿病高危因素或者医疗资源缺乏的地区，建议妊娠24～28周首先检测空腹血糖 4. 血常规、尿常规	复查抗D滴度（Rh血型阴性者）	1. 早产的认识和预防 2. 妊娠糖尿病筛查的意义
第5次检查（29～32周）	1. 询问胎动、阴道出血、宫缩、饮食、运动情况 2. 体格检查，包括血压、体重，评估孕妇体重增加是否合理；宫高；胎心率测定 3. 血常规、尿常规 4. 超声检查：胎儿生长发育情况、羊水量、胎位、胎盘位置等	宫颈评估（B超测量宫颈长度，早产高危者）	1. 分娩方式指导 2. 开始注意胎动或计数胎动 3. 母乳喂养指导 4. 新生儿护理指导
第6次检查（33～36周）	1. 询问胎动、阴道出血、宫缩、皮肤瘙痒、饮食、运动、分娩前准备情况 2. 体格检查，包括血压、体重，评估孕妇体重增加是否合理；宫高；胎心率测定 3. 尿常规	1. B族链球菌筛查（35～37周） 2. 肝功能，血胆汁酸检测（32～34周，怀疑妊娠期肝内胆汁淤积症的孕妇） 3. 无刺激性胎心监护检查（34周开始） 4. 心电图复查（高危者）	1. 分娩前生活方式的指导 2. 分娩相关知识（临产的症状、分娩方式指导、分娩镇痛） 3. 新生儿疾病筛查 4. 抑郁症的预防
第7～11次检查（37～41周）	1. 询问胎动、宫缩、见红等 2. 体格检查，包括血压、体重，评估孕妇体重增加是否合理；宫高；胎心率测定 3. 超声检查：评估胎儿大小、羊水量、胎盘成熟度、胎位，有条件可检测脐动脉收缩期峰值和舒张末期流速之比（S/D比值）等 4. 无刺激性胎心监护检查（每周1次）		1. 分娩相关知识（临产的症状、分娩方式指导、分娩镇痛） 2. 新生儿免疫接种指导 3. 产褥期指导 4. 胎儿宫内情况的监护 5. 妊娠≥41周，住院并引产

产前检查包括详细询问病史、全面体格检查、产科检查、必要的辅助检查和健康教育指导。

1. 病史

（1）年龄：<18 岁或≥35 岁妊娠为高危因素，≥35 岁妊娠者为高龄孕妇。

（2）职业：从事接触有毒物质或放射线等工作的孕妇，建议计划妊娠前或妊娠后调换工作岗位。

（3）本次妊娠的经过：了解妊娠早期有无早孕反应、病毒感染及用药史、发热、出血史；饮食、睡眠、运动情况和大小便情况。

（4）推算及核对预产期：推算方法是按末次月经第 1 天算起，月份减 3 或加 9，天数加 7。对记不清末次月经日期或于哺乳期无月经来潮而受孕者应采用超声检查来协助推算预产期，妊娠早期超声检测胎儿顶臀长（crown-rump length，CRL）是估计孕周最准确的指标。

（5）月经史及既往孕产史：询问初潮年龄、月经周期。经产妇应了解有无难产史、死胎死产史、分娩方式、新生儿情况以及有无产后出血史，了解末次分娩或流产的时间及转归。

（6）既往史及手术史：了解有无高血压、心脏病、结核病、糖尿病、血液病、肝肾疾病等，注意其发病时间及治疗情况，并了解做过何种手术。

（7）家族史：询问家族有无结核病、高血压、糖尿病、双胎妊娠及其他与遗传相关的疾病。

（8）丈夫健康状况：着重询问健康状况，有无遗传性疾病等。

2. 体格检查　观察发育、营养及精神状态；注意步态及身高，身材矮小（身高低于145cm）者常伴有骨盆狭窄；注意检查心脏有无病变；检查脊柱及下肢有无畸形；检查乳房情况；测量血压、体重和身高，计算身体质量指数，注意有无水肿。

3. 产科检查　包括腹部检查、骨盆测量和阴道检查等。

（1）腹部检查：孕妇排尿后仰卧，头部稍垫高，露出腹部，双腿略屈曲稍分开，使腹肌放松。检查者站在孕妇右侧进行检查。

1）视诊：注意腹形及大小。腹部有无妊娠纹、手术瘢痕及水肿等。

2）触诊：妊娠中晚期，应采用四步触诊法检查子宫大小、胎产式、胎先露、胎方位以及胎先露部是否衔接。

3）听诊：胎心在靠近胎背上方的孕妇腹壁上听得最清楚。枕先露时，胎心在脐右（左）下方；臀先露时，胎心在脐右（左）上方；肩先露时，胎心在靠近脐部下方听得最清楚。

（2）骨盆测量

1）骨盆内测量：阴道分娩前或产时，需要确定骨产道时，可进行骨盆内测量，主要的径线有对角径、坐骨棘间径、坐骨切迹宽度、出口后矢状径。

2）骨盆外测量：骨盆外测量包括测量髂棘间径、髂嵴间径、骶耻外径、坐骨结节间径（出口横径）。目前认为测量髂棘间径、髂嵴间径、骶耻外径并不能预测产时头盆不称，无须常规测量。但怀疑骨盆出口狭窄时，可测量坐骨结节间径和耻骨弓角度。

（3）阴道检查：妊娠期可行阴道检查，特别是有阴道流血和阴道分泌物异常时。分娩前阴道检查可协助确定骨盆大小，宫颈容受和宫颈口开大程度，进行宫颈 Bishop 评分。

任务分析

本次任务要求为导入病例制定产前检查计划并告知孕期保健相关知识，分析如下。

（一）归纳病例特点

女性，27 岁，初次妊娠且无分娩史，孕 20 周，血压正常，宫高与孕周相符，胎心率正常。

（二）产检计划

孕妇现孕 20 周，如无异常，25～28 周，29～32 周，33～36 周，37～41 周（每周 1 次）来院产检，如有异常，可酌情增加次数。本次除常规的产检外，要注意进行胎儿系统超声筛查，筛查胎儿的严重畸形，并检查血常规、尿常规。如无异常，告知孕妇下次需要检查的项目及注意事项，指导饮食、运动，并注意有无阴道出血、腹痛等情况。

任务实施及评分标准

对该案例的诊疗流程及评分标准见表 3-1-2。

表 3-1-2　诊疗流程及评分标准

诊疗流程			内容要点	评分	注意事项
搜集临床资料	采集病史	问诊	询问现病史、月经史、孕产史、既往史、家族史，有无胎动、阴道出血等	15	简明、系统、全面、完整，查阅患者产检资料
	体格检查	全身检查	观察发育、营养、精神状态；测量血压、体重，评估孕妇体重增加是否合理	15	全面、系统、准确地获得重要结果，体现人文关怀
		腹部检查	1. 视诊：观察腹部有无隆起、腹壁有无瘢痕等 2. 触诊：测量宫高、腹围，腹部有无压痛、反跳痛等 3. 听诊：胎心率测定	15	
	实验室及辅助检查	超声检查	胎儿系统超声筛查，筛查胎儿的严重畸形	15	据孕周、孕妇出现的特殊症状合理选择检查项目，并注意结合临床解释检查结果
		实验室检查	血常规、尿常规了解有无贫血、蛋白尿等情况	5	

续表

诊疗流程		内容要点	评分	注意事项
分析资料并明确诊断	诊断	初次妊娠且无分娩史，孕 20 周宫内妊娠	15	如有异常情况增加诊断
健康教育		保证充足睡眠，可进行轻体力劳动，适当运动，多吃新鲜易消化、富含蛋白质及维生素的食物，注意卫生，穿着要宽松，并注意有无阴道出血、腹痛等情况	10	
综合评价		仪表整洁，态度和蔼，言语恰当 诊疗过程熟练规范 逻辑清晰，体现临床思维	2 4 4	

（王淑琴）

任务二

产褥期的处理与保健

任务目标

1. 认识产褥期的临床表现。
2. 能正确处理正常产褥期妇女常见的问题。
3. 能给出合理的产褥期保健指导。

任务导入

产妇，27 岁，住院分娩，产时、产后 2h 无明显异常，现产后 3d，诉乳汁不足，查体：宫底脐下 2 指，阴道出血不多，乳房软，无肿胀无硬结。

要求：请针对产妇的情况进行处理。

相关理论知识

（一）临床表现

产妇在产褥期的临床表现属于生理性变化。

1. **生命体征**　产后体温多数在正常范围内。体温可在产后 24h 内略升高，一般不超过 38℃，产后 3~4d 出现乳房胀痛，伴体温升高，称为泌乳热。产后脉搏在正常范围内。产后呼吸深慢，14~16 次/min。产褥期血压变化不大。

2. **子宫复旧**　胎盘娩出后，子宫圆而硬，宫底在脐下 1 指。产后第 1 天略上升至与脐平，以后每日下降 1~2cm，至产后 1 周在耻骨联合上方可触及，于产后 10d 子宫底降至骨盆腔内，腹部检查触不到。

3. 产后宫缩痛　产后 1 ~ 2d 因子宫收缩引起下腹部阵发性剧烈疼痛，称为产后宫缩痛，持续 2 ~ 3d 自然消失。多见于经产妇。哺乳时反射性缩宫素分泌增多使疼痛加重，不需特殊用药。

4. 恶露　产后随子宫蜕膜脱落，含有血液、坏死蜕膜等组织经阴道排出，称为恶露，恶露分为以下三种。

（1）血性恶露：色鲜红，量多，有时有小血块。持续 3 ~ 4d，出血逐渐减少，浆液增加，转变为浆液恶露。

（2）浆液恶露：色淡红，量少。持续 10d 左右，浆液逐渐减少、白细胞增多，变为白色恶露。

（3）白色恶露：量少，色白，质黏稠，白色恶露约持续 3 周干净。

正常恶露有血腥味，但无臭味，持续 4 ~ 6 周，总量为 250 ~ 500ml。若子宫复旧不全或宫腔内有胎盘、胎膜残留或合并感染时，恶露增多，血性恶露持续时间延长并有臭味。

5. 褥汗　产后 1 周内排出大量汗液，以夜间睡眠和初醒时更明显，不属病态。但要注意补充水分，防止脱水及中暑。

（二）产褥期处理及保健

产褥期母体各系统变化很大，虽属生理范畴，但若处理和保健不当可转变为病理情况。

1. 产褥期处理

（1）产后 2h 内的处理：产后 2h 产妇应留在产房观察并协助产妇首次哺乳。在产房内严密观察产妇的生命体征、子宫收缩情况及阴道出血量，并注意宫底高度及膀胱是否充盈等。若发现子宫收缩乏力，应按摩子宫并同时使用子宫收缩剂。若阴道出血量虽不多，但子宫收缩不良、宫底上升者，提示宫腔内有可能积血，应挤压宫底排出积血，并持续给予子宫收缩剂。若产妇自觉肛门坠胀，提示有阴道后壁血肿的可能，应进行肛查或阴道-肛门联合检查确诊后及时给予处理。若产后 2h 一切正常，将产妇连同新生儿送回病房，仍需勤巡视。

（2）饮食：产后 1h 可让产妇进流食或清淡半流食，以后可进普通饮食。食物应富有营养，热量和水分充足。若哺乳应多进食蛋白质、热量丰富的食物，并适当补充维生素和铁剂，推荐补充铁剂 3 个月。

（3）排尿与排便：产后尿量明显增多，应鼓励产妇尽早自行排尿。产后 4h 内应让产妇排尿。

若排尿困难可选用以下方法：①用热水熏洗外阴，温开水冲洗尿道外口周围，或热敷下腹部，按摩膀胱等诱导排尿；②针刺关元、气海、三阴交、阴陵泉等穴位；③肌内注射甲硫酸新斯的明，兴奋膀胱逼尿肌促其排尿，若使用上述方法均无效时应予留置导尿。

产后因卧床休息、食物缺乏纤维素，加之肠蠕动减弱，早期腹肌、盆底肌张力降低，容易发生便秘，应鼓励产妇多吃蔬菜水果及早日下床活动。若发生便秘，可口服缓泻剂或使用开塞露。

（4）观察子宫复旧及恶露：每日同一时间手测宫底高度并观察恶露情况。测量前应嘱产妇排尿。应每日观察恶露数量、颜色及气味。若子宫复旧不良，红色恶露增多且持续时间延长时，应及早给予子宫收缩剂。若合并感染，恶露有臭味且有子宫压痛，应给予广谱抗生素控制感染。

（5）会阴处理：保持会阴清洁干燥，用0.05%聚维碘酮溶液擦洗外阴，2～3次/d。会阴部有水肿者，可局部进行湿热敷，产后24h后可用红外线照射外阴。会阴部有缝线者，应每日检查切口有无红肿、硬结及分泌物。若伤口感染，应提前拆线引流或行扩创处理，并定时换药。

（6）观察情绪变化：经历妊娠及分娩的激动与紧张后精神疲惫、对哺育新生儿的担心、产褥期的不适等，均可造成产妇情绪不稳定，尤其在产后3～10d，可表现为轻度抑郁。应帮助产妇减轻身体不适，并给予精神关怀鼓励、安慰，使其恢复自信，抑郁严重者，应尽早诊断及干预。

（7）乳房护理：提倡母乳喂养、按需哺乳，母婴同室，产后半小时内开始哺乳，通过新生儿吸吮刺激泌乳。哺乳时间和频率视新生儿需要和产妇乳胀情况而定。

（8）哺乳期间可能出现的情况及处理：

1）乳胀：多由乳房过度充盈或乳腺管堵塞所致。哺乳前湿热敷3～5min，按摩乳房，频繁哺乳，排空乳房。经以上处理无效时，可口服通乳散结中药，常用王不留行、木通等。

2）催乳：乳汁不足时，应帮助产妇树立母乳喂养的信心，指导产妇勤哺乳，按需哺乳。调节饮食，增加富含营养的汤类食物。还可选用催乳的中药通乳丹等。

3）回乳：产妇因疾病不能哺乳者需回乳。最简便的回乳方法是停止哺乳，少食汤汁，不排空乳房。其他的回乳方法：① 生麦芽60～90g水煎当茶饮，每日一剂，连服3～5d；② 芒硝250g分装两个纱布袋内，敷于两侧乳房上并包扎，湿硬后更换；③ 维生素B_6 200mg口服，3次/d，共5～7d。

4）乳头皲裂：轻者可继续哺乳，哺乳前湿热敷3～5min，挤出少许乳汁使乳晕变软，利于新生儿含吮，哺乳后挤出少许乳汁涂在乳头和乳晕上，或在皲裂处涂10%的苯甲酸酊或抗生素软膏，于下次哺乳前洗净。皲裂严重者停止哺乳，可挤出或用吸奶器将乳汁吸出后喂给新生儿。

（9）预防产褥中暑：因高温环境使体内余热不能及时散发，引起中枢性体温调节功能障碍的急性热病，称产褥中暑，表现为高热、水电解质紊乱、循环衰竭和神经系统功能损害等。本病虽不多见，但起病急骤，发展迅速，若处理不当可发生严重后遗症，甚至死亡。正确识别产褥中暑对及时正确地处理十分重要。

2．产褥期保健

（1）饮食起居：合理饮食，保持身体清洁，产妇居室应清洁通风，衣着应宽大透气，注意休息。

（2）适当活动及做产后康复锻炼：产后尽早适当活动，经阴道自然分娩的产妇，产后6～12h内即可起床轻微活动，于产后第2天可在室内随意走动。产后康复锻炼有利于体力恢复、排尿及排便，避免或减少栓塞性疾病的发生，且能使盆底及腹肌张力恢复。产后康复锻炼的运动量应循序渐进。

（3）计划生育指导：若已恢复性生活，应采取避孕措施，哺乳者以工具避孕为宜，不哺乳者可选用药物避孕。

（4）产后检查：包括产后访视和产后健康检查。产妇出院后3d、产后14d和产后28d分别做3次产后访视，了解产妇及新生儿健康状况，内容包括：① 了解产妇饮食、睡眠等一般状况；② 检查乳房，了解哺乳情况；③ 观察子宫复旧及恶露；④ 观察会阴切口、剖宫产腹部切口；⑤ 了解产妇心理状况。若发现异常应及时给予指导。产妇应于产后6周至医院行全身检查及妇科检查，前者主要测血压、脉搏，查血常规、尿常规，了解哺乳情况，若有内外科或产科并发症等应作相应检查，后者主要观察盆腔内生殖器是否已恢复至非孕状态。同时应对婴儿进行检查。

任务分析

本次任务要求为导入病例解决乳汁不足的问题，分析如下。

（一）归纳病例特点

产妇，27岁，产时、产后2h无明显异常，查体：宫底脐下2指，阴道出血不多，乳房软，无肿胀无硬结。产妇产褥期无明显异常，现在主要的问题是乳汁不足。

（二）解决方案

1. 帮助产妇树立母乳喂养的信心。
2. 勤哺乳，按需哺乳，尽量排空乳房。
3. 调节饮食，增加富含营养的汤类食物。
4. 可选用催乳的中药通乳丹。

任务实施及评分标准

对该案例的诊疗流程及评分标准见表3-2-1。

表3-2-1　诊疗流程及评分标准

诊疗流程			内容要点	评分	注意事项
搜集临床资料	采集病史	问诊	询问产时情况，了解目前主要问题	15	简明、系统、全面、完整

续表

诊疗流程			内容要点	评分	注意事项
搜集临床资料	体格检查	全身检查	测量生命体征，检查患者精神状态、面容、体态、浅表淋巴结、头颈、乳房、恶露等情况	15	全面、系统、准确地获得重要结果，体现人文关怀
		腹部检查	1. 视诊：观察腹部有无隆起、腹壁有无瘢痕等 2. 触诊：子宫复旧的情况，腹部有无压痛、反跳痛等 3. 叩诊：有无移动性浊音 4. 听诊：了解肠鸣音情况	15	
	实验室及辅助检查		本案例无异常情况暂可不行实验室及辅助检查，如有异常情况则需加做（如血常规，腹部B超等）	10	据病情合理选择检查项目，并注意结合临床解释检查结果
分析资料并明确诊断	诊断		产褥期乳汁不足	10	
治疗方案与健康教育	治疗方案		1. 帮助产妇树立母乳喂养的信心 2. 勤哺乳，按需哺乳，尽量排空乳房 3. 调节饮食，增加富含营养的汤类食物 4. 可选用催乳的中药通乳丹	15	
	健康教育		1. 合理饮食，保持身体清洁，居室应清洁通风，衣着应宽大透气，注意休息 2. 适当活动及做产后康复锻炼 3. 注意避孕，哺乳者以工具避孕为宜，不哺乳者可选用药物避孕 4. 产后6周医院常规随诊	10	
综合评价			仪表整洁，态度和蔼，言语恰当	2	
			诊疗过程熟练规范	4	
			逻辑清晰，体现临床思维	4	

（王淑琴　黄　波）

任务三

阴道炎

任务目标

1. 认识阴道炎的病因和临床表现。
2. 能对阴道炎患者进行诊断及治疗。
3. 能与患者进行良好沟通，进行健康教育，有效预防阴道炎的发生。

任务导入

患者，女，32岁，已婚。因盆腔炎性疾病静脉滴注抗生素4周，近3d出现外阴瘙痒，白带增多，呈豆渣样。妇科检查外阴充血红肿，有抓痕，小阴唇内侧、阴道黏膜、宫颈口有白色膜状物附着，擦去白膜后阴道可见红肿黏膜面，子宫前倾前屈，正常大小，无压痛，双附件区未触及异常。

要求：根据患者病情作出初步诊断，提出合理治疗方案。

相关理论知识

阴道炎是妇科最常见疾病，各年龄组均可发病。根据发病原因的不同可以分为滴虫阴道炎、外阴阴道假丝酵母菌病、细菌性阴道病及萎缩性阴道炎。

（一）滴虫阴道炎

滴虫阴道炎（trichomonal vaginitis，TV）是由阴道毛滴虫引起的常见阴道炎，也是常见的性传播疾病。

1. 病因

（1）病原体：阴道毛滴虫。

（2）病原体特点

1）厌氧性原虫，适宜在温度为25~40℃，pH为5.2~6.6的潮湿环境中生长。

2）月经前后、产后阴道pH发生变化，有利于滴虫繁殖。

3）不仅感染阴道，还可侵入尿道、尿道旁腺、膀胱、肾盂等，引发多种症状。

2. 传播方式

（1）直接传播：经性交传染，男女双方一方泌尿生殖道带有滴虫均可传染给对方。

（2）间接传播：经由公共浴池、游泳池、坐便器、污染的器械及敷料等传播。

3. 临床表现

（1）典型症状：潜伏期为4~28d；感染初期可无任何症状，主要症状是阴道分泌物增多及外阴瘙痒，间或有外阴灼热、疼痛或性交痛。分泌物典型特点为稀薄脓性、泡沫状、有异味。合并尿路感染可有尿频、尿急、尿痛甚至血尿。阴道毛滴虫能吞噬精子，阻碍乳酸生成，加之阴道分泌物大量增多，可引起不孕。

（2）妇科检查：阴道壁充血，严重者宫颈有散在出血点，外观似草莓样。后穹隆有大量的分泌物。呈灰黄色、黄白色泡沫状稀薄液体或黄绿色脓性分泌物，严重者白带中混有血丝。

4. 诊断　阴道分泌物悬滴法检查，找到活动的阴道毛滴虫即可确诊，阳性率达80%~90%。

5. 治疗　因滴虫阴道炎可同时有尿道、尿道旁腺、前庭大腺滴虫等感染，治疗需全身用药，主要药物为甲硝唑或替硝唑。

（1）全身用药：初次治疗可选择甲硝唑2g，单次口服；或替硝唑2g，单次口服；或甲硝唑 400mg，每日 2 次，连服 7d。口服药物的治愈率可达 90%～95%。服药后可出现胃肠道反应，如恶心、食欲减退、呕吐。偶见皮疹、头痛、白细胞减少，一旦发现立即停药。甲硝唑用药期间及停药 24h 内、替硝唑用药期间及停药 72h 内禁止饮酒，若哺乳期用药不宜哺乳。

（2）局部治疗：先用 1% 乳酸、0.5% 醋酸或 1：5 000 高锰酸钾溶液浸泡的消毒棉球清理阴道分泌物，改善内环境，可提高疗效。然后将甲硝唑阴道泡腾片 200mg 置入阴道内，1 次 /d，7～10d 为一疗程。

（3）妊娠合并滴虫阴道炎的治疗：药物治疗时，先取得患者及家属的知情同意。甲硝唑 2g 顿服；或甲硝唑 400mg，2 次 /d，连服 7d。

（4）治疗注意事项：治疗期间禁止性生活，夫妻双方或性伴侣同时治疗；每晚清洗外阴更换纯棉内裤，洗涤所用毛巾及内裤煮沸 5～10min；治疗后检查滴虫阴性时，于下次月经后继续治疗一个疗程，以巩固疗效，防止复发。

（5）治愈标准：滴虫阴道炎常在月经后复发，治疗后检查滴虫阴性时，于每次月经后复查白带，连续 3 个月检查滴虫均阴性为治愈。

（二）外阴阴道假丝酵母菌病

外阴阴道假丝酵母菌病（vulvovaginal candidiasis，VVC）是由假丝酵母菌引起的常见阴道炎。

1．病因

（1）病原体：假丝酵母菌。

（2）病原体特点

1）80%～90% 病原体为白假丝酵母菌。

2）白假丝酵母菌适宜在酸性环境下生长，对热的抵抗力不强，加热至 60℃，1h 即死亡，但对干燥、日光、紫外线及化学制剂等抵抗力较强。

3）白假丝酵母菌属机会致病菌，当机体免疫力下降或阴道酸性增强时发病。

（3）常见发病诱因

1）妊娠、糖尿病及大量雌激素治疗。

2）长期应用广谱抗生素或免疫抑制剂。

3）穿紧身化纤内裤、肥胖等使会阴局部的温度及湿度增加，利于假丝酵母菌繁殖。

2．传播方式

（1）自身感染：为主要感染方式，寄生于阴道、口腔、肠道的假丝酵母菌可自身传播，一旦局部环境条件适宜可引起感染。

（2）直接传播：少数患者可通过性交直接感染。

（3）间接传播：极少通过接触感染的衣物间接感染。

3．临床表现

（1）典型症状：外阴阴道明显瘙痒、灼痛，持续时间长，严重者坐立不安，夜间明显。可伴有尿频、尿痛、性交痛。阴道分泌物增多，白色稠厚呈凝乳或豆腐渣样。

（2）妇科检查：外阴红斑、水肿、伴抓痕，严重者见皮肤皲裂、表皮脱落；阴道黏膜充血、水肿，有白色膜状物黏附，擦去白膜后露出红肿黏膜面，有时可见黏膜糜烂及浅表溃疡。

4．**临床分类**　根据流行情况，微生物学、临床表现、宿主情况分为单纯性 VVC 和复杂性 VVC，两者的比较见表 3-3-1。

表 3-3-1　外阴阴道假丝酵母菌病临床分类

项目	单纯性 VVC	复杂性 VVC
发生频率	散发或非经常发作	复发性或经常发作
临床表现	轻到中度	重度
真菌种类	白假丝酵母菌	非白假丝酵母菌
宿主情况	免疫功能正常	免疫力低下、应用免疫抑制剂、糖尿病、妊娠
疗效	好	欠佳

5．**诊断**　对有阴道炎症状或体征的妇女，若在阴道分泌物中找到芽孢或假菌丝，即可确诊。

6．**治疗**

（1）消除诱因：积极治疗糖尿病，及时停用广谱抗生素、雌激素及类固醇皮质激素。每天清洗外阴更换纯棉内裤，洗涤用物盆、毛巾及内裤均应开水烫洗。

（2）单纯性外阴阴道假丝酵母菌病的治疗：以局部治疗为主。全身用药与局部用药治愈率可达 80% ~ 90%。

1）局部用药：可选择下列药物放于阴道内。

咪康唑栓剂，每晚 1 粒（200mg），连用 7d；或每晚 1 粒（400mg），连用 3d；或 1 粒（1 200mg），单次用药。

克霉唑栓剂，每晚 1 粒（150mg），连用 7d，或每日早、晚各 1 粒（150mg），连用 3d；或 1 粒（500mg），单次用药。

制霉菌素栓剂，每晚 1 粒（10 万 IU），连用 10 ~ 14d。

2）全身用药：对不能耐受局部用药者、未婚妇女及不愿采用局部用药者，可选用口服药物。氟康唑 150mg，顿服。伊曲康唑 200mg，1 次 /d，连用 3 ~ 5d，或用 1 日疗法，口服 400mg，分 2 次服用。

（3）复杂性外阴阴道假丝酵母菌病的治疗

1）严重的外阴阴道假丝酵母菌病：临床表现严重者，无论局部用药还是口服药物均应延长治疗时间。局部用药，延长为 7 ~ 14d；口服氟康唑 150mg，则 72h 后加服 1 次。

2）复发性外阴阴道假丝酵母菌病的治疗：一年内有症状并经真菌学证实的外阴阴道假丝酵母菌病发作 4 次或以上，称为复发性外阴阴道假丝酵母菌病，发生率约 5%，多数患者复发机制不明确。复发病例应及时消除诱因，性伴侣有症状者进行假丝酵母菌检查及治疗。抗真菌治疗分为初始治疗和维持治疗。初始治疗：氟康唑150mg，口服，第4天、第7天各加服1次；局部治疗，延长治疗时间为7~14d。常用的维持治疗：氟康唑150mg，每周1次，共6个月；或克霉唑栓剂500mg，每周1次，连用6个月；或伊曲康唑400mg，每月1次，连用6个月。在治疗前应做真菌培养确诊，治疗期间定期复查监测疗效及药物副作用，一旦发现副作用，立即停药。

3）妊娠合并外阴阴道假丝酵母菌病的治疗：以局部治疗为主，7日疗法效果佳，禁用口服唑类药物。

（三）细菌性阴道病

细菌性阴道病（bacterial vaginosis，BV）为阴道内正常菌群失调所致的一种混合感染，但临床及病理特征无炎症改变。

1. 病因　阴道内乳杆菌减少而其他细菌大量繁殖所致的一种混合感染，主要有加德纳尔菌、厌氧菌、人型支原体，其中以厌氧菌居多，临床及病理特征无炎症改变。引起阴道菌群失调的原因不清，通过临床观察，其发生可能与频繁性交、多个性伴侣、频繁的阴道灌洗使阴道碱化有关。

2. 临床表现

（1）典型症状：10%~40%患者无临床症状。有症状者主要表现为阴道排液增多，伴有鱼腥臭味。有轻度外阴瘙痒和烧灼感。

（2）妇科检查：阴道黏膜无红肿、充血等炎症表现。分泌物呈灰白色，稀薄，均匀一致，常黏附于阴道壁，易从阴道壁拭去。

3. 诊断　下列4项条件中3项阳性者，即可临床诊断：

（1）均质、稀薄、灰白色阴道分泌物常黏附于阴道壁。

（2）阴道pH>4.5。

（3）检出线索细胞：在湿的分泌物生理盐水涂片上，高倍显微镜下可检出>20%的线索细胞。

（4）胺臭味试验阳性：取少许阴道分泌物涂在玻片上，滴1~2滴10%氢氧化钾溶液，产生烂鱼样腥臭味。

4. 治疗

（1）全身用药：首选甲硝唑400mg口服，2次/d，连服7d，连用3个疗程；或克林霉素300mg，口服，2次/d，连服7d。

（2）局部用药：甲硝唑阴道泡腾片200mg，每晚1次，连用7d；2%克林霉素软膏涂搽阴道，每晚1次，连用7d。

（3）妊娠期细菌阴道病的治疗：妊娠期细菌阴道病可导致绒毛膜羊膜炎、胎膜早破、早产、产后子宫内膜炎等，任何有症状的细菌性阴道病孕妇均需筛查及治疗。可用甲硝唑200mg口服，每日3次，连服7d；或克林霉素300mg，每日2次，连服7d。

（四）萎缩性阴道炎

萎缩性阴道炎（atrophic vaginitis）常见于自然绝经或人工绝经后的妇女，也可见于产后闭经、药物假绝经治疗的妇女、卵巢早衰患者及卵巢切除者。

1. **病因**　绝经后妇女因卵巢功能衰退，雌激素水平降低，阴道壁萎缩，黏膜变薄，上皮细胞内糖原减少，阴道内 pH 增高，嗜酸乳杆菌不再为优势菌，局部抵抗力下降引起的以需氧菌感染为主的阴道炎。

2. **临床表现**

（1）典型症状：外阴瘙痒、灼热感。阴道分泌物增多，分泌物稀薄，呈淡黄色，严重者见脓血性白带，可伴性交痛。

（2）妇科检查：阴道呈萎缩性改变，阴道皱襞消失，黏膜萎缩，有充血，红肿面常有散在点状出血，有时可见浅表溃疡。

3. **诊断**

（1）根据患者年龄、病史和临床表现可进行诊断，应排除其他特异性炎症。

（2）取阴道分泌物检查，显微镜下见大量基底层细胞及白细胞而无滴虫及假丝酵母菌。

（3）对有血性白带者，常规行宫颈刮片细胞学检查，必要时行宫颈、子宫内膜分段诊刮，以排除宫颈、子宫内膜恶性肿瘤。对阴道壁肉芽组织及溃疡者，可行局部活组织检查，以排除阴道癌。

4. **治疗**　治疗原则为补充雌激素增强阴道抵抗力，应用抗生素抑制细菌生长。

（1）增加阴道抵抗力：雌激素制剂可局部给药，也可全身给药。雌三醇乳膏涂抹阴道，1~2 次 /d，连续 14d；对同时需要性激素替代治疗的患者，可给予替勃龙 2.5mg，口服，1 次 /d。

（2）局部用药：用 1% 乳酸或 0.5% 醋酸溶液冲洗阴道，1 次 /d；甲硝唑 200mg 或诺氟沙星 100mg，放入阴道深部，1 次 /d，共 7d。

任务分析

本次任务要求对导入病例作出初步诊断，提出合理治疗方案，分析如下。

（一）归纳病例特点

1. **病因及诱因**　育龄期女性患者，有静脉滴注抗生素史。

2. **主要症状特点**　外阴瘙痒，白带增多，呈豆渣样。

患者有静脉滴注抗生素史，有外阴瘙痒，豆渣样白带的典型症状，结合妇科检查结果，可拟诊为外阴阴道假丝酵母菌病。

（二）完善临床资料以明确诊断

阴道分泌物检查：取少许阴道分泌物，放于盛有 10% 氢氧化钾玻片上，在光镜下寻找芽孢和假菌丝，若找到芽孢和假菌丝，即可确诊。若多次检查均为阴性，可采用培养法。

（三）确定治疗原则

1. 消除诱因。
2. 局部或全身抗真菌治疗。

任务实施及评分标准

对该案例患者的诊疗流程及评分标准见表 3-3-2。

表 3-3-2　诊疗流程及评分标准

诊疗流程			内容要点	评分	注意事项
搜集临床资料	采集病史	问诊	了解疾病发生与发展过程	15	简明、系统、全面、完整
	体格检查	外阴	充血红肿，有抓痕，小阴唇内侧有白色膜状物附着	5	全面、系统、准确地获得重要结果，体现人文关怀
		阴道	通畅，阴道黏膜有白色膜状物附着，擦去白膜后可见红肿黏膜面	5	
		宫颈	宫颈口有白色膜状物附着	5	
		子宫	前倾前屈，正常大小，无压痛	3	
		附件	双侧附件区未触及异常	2	
	实验室及辅助检查		阴道分泌物检查：假丝酵母菌（＋）	10	据病情合理选择检查项目，并注意结合临床解释检查结果
分析资料并明确诊断	诊断		育龄期已婚女性，抗生素使用史，有外阴瘙痒，大量豆渣样白带的典型症状，妇科检查外阴充血红肿，有抓痕，小阴唇内侧、阴道黏膜、宫颈口有白色膜状物附着，擦去白膜后阴道可见红肿黏膜面，拟诊外阴阴道假丝酵母菌病	15	
	鉴别诊断		滴虫阴道炎、细菌性阴道病等其他引起外阴阴道瘙痒、白带增多的疾病	5	
治疗方案与健康教育	治疗方案		消除诱因：停用抗生素	5	对不能耐受局部用药者或不愿采用局部用药者可选用口服药物
			局部用药：咪康唑栓剂（200mg），每晚 1 粒放于阴道内，连用 7d	10	

续表

诊疗流程		内容要点	评分	注意事项
治疗方案与健康教育	健康教育	1. 嘱患者勤换内裤，开水烫洗用过的毛巾、内裤等生活用品 2. 若性伴侣有症状应进行假丝酵母菌检查及治疗，以预防女性重复感染 3. 若症状持续存在或诊断后 2 个月内复发，需复诊	10	
综合评价		仪表整洁，态度和蔼，言语恰当 诊疗过程熟练规范 逻辑清晰，体现临床思维	2 4 4	

任务拓展

滴虫阴道炎患者的诊疗流程见表 3-3-3。

表 3-3-3　滴虫阴道炎的诊疗流程

任务名称		内容要点	注意事项
搜集临床资料	采集病史	年轻女性患者 出现白带增多、外阴瘙痒症状	确认资料的真实性与可靠度
	体格检查	外阴：充血红肿，有抓痕 阴道：通畅，阴道黏膜充血，有散在红色斑点，阴道内有灰黄色、泡沫状分泌物，质稀薄，有腥臭味	无性生活史的女性不能进行阴道检查
	实验室及辅助检查	阴道分泌物检查：阴道毛滴虫（+）	需根据病情选择检查项目
分析资料并明确诊断	诊断	年轻女性，已婚，白带增多、外阴瘙痒。检查发现阴道黏膜充血，有散在红色斑点，白带灰黄色、泡沫状，质稀薄，有腥臭味。阴道分泌物检查阴道毛滴虫（+），拟诊滴虫性阴道炎	患者须排除其他引起阴道炎的疾病，方可诊断
	鉴别诊断	霉菌性阴道炎、细菌性阴道病等其他引起外阴阴道瘙痒、白带增多的疾病	
治疗方案与健康教育	治疗方案	1. 全身用药　甲硝唑 2g，单次口服 2. 局部用药 （1）1∶5 000 高锰酸钾溶液浸泡的消毒棉球清理阴道分泌物 （2）甲硝唑阴道泡腾片 200mg 置入阴道内，1 次 /d，7 ~ 10d 为一疗程 3. 治疗注意事项 （1）治愈前避免无保护性交，性伴侣同时治疗 （2）所用的毛巾、内裤等应煮沸 5 ~ 10min，以杀灭病原体 （3）治疗后检查阴道毛滴虫阴性时，应于下次月经后继续治疗一个疗程 4. 治愈标准　滴虫阴道炎常在月经后复发，治疗后检查滴虫阴性时，于每次月经后复查白带，连续 3 个月检查滴虫均阴性为治愈	规范治疗是关键
	健康教育	1. 形成良好个人卫生习惯 2. 积极规范药物治疗	

（周双双　王淑琴）

子宫颈病变的筛查与治疗

任务目标

1. 认识子宫颈疾病的临床表现、诊断方法、处理流程。
2. 能对子宫颈疾病患者进行初步诊断及病情评估。
3. 能对子宫颈疾病进行正确的处理。

任务导入

患者，女，31岁，孕3次分娩1次。偶有性生活后出血，妇科检查提示子宫颈轻度糜烂样改变，宫颈细胞学检查提示低级别鳞状上皮内病变。

要求：该患者的初步诊断是什么？需要做哪些检查？

相关理论知识

子宫颈鳞状上皮内病变（cervical squamous intraepithelial lesions，CSIL）是与子宫颈浸润癌密切相关的一组子宫颈病变，常发生于25~35岁妇女。大部分低级别鳞状上皮内病变（low-grade squamous intraepithelial lesion，LSIL）可自然消退，但高级别鳞状上皮内病变（high-grade squamous intraepithelial lesion，HSIL）具有癌变潜能。CSIL反映了子宫颈癌发生发展中的连续过程，通过筛查发现CSIL，及时治疗高级别病变，是预防子宫颈浸润癌行之有效的措施。

（一）发病相关因素

CSIL和子宫颈癌与人乳头瘤病毒（human papilloma virus，HPV）感染、多个性伴侣、吸烟、性生活过早（<16岁）、性传播疾病、经济状况低下、口服避孕药和免疫抑制等因素相关。

（二）病理学诊断和分级

CSIL既往称为宫颈上皮内瘤变（cervical intraepithelial neoplasia，CIN），分为3级（表3-4-1）。世界卫生组织（World Health Organization，WHO）在2014年发布的《女性生殖器官肿瘤分类》中建议采用与细胞学分类相同的二级分类法（即LSIL和HSIL），LSIL相当于CIN Ⅰ，HSIL包括CIN Ⅲ和大部分CIN Ⅱ。

表3-4-1 CIN分级与临床表现

CIN分级	临床表现
CIN Ⅰ	轻度不典型增生，病变细胞占上皮下1/3层

续表

CIN 分级	临床表现
CIN Ⅱ	中度不典型增生，病变细胞占上皮下 1/3～2/3 层
CIN Ⅲ	重度不典型增生和原位癌，病变细胞占上皮全层

（三）临床表现

无特殊症状。偶有阴道排液增多，伴或不伴臭味。可在性生活或妇科检查后发生接触性出血。检查子宫颈可光滑，或仅见局部红斑，白色上皮，或子宫颈糜烂样表现，未见明显病灶。

（四）诊断

1. 子宫颈细胞学检查是 CSIL 及早期子宫颈癌筛查的基本方法。可选用巴氏涂片法或液基细胞涂片法。筛查应在性生活开始 3 年后开始，或 21 岁以后开始，并定期复查。子宫颈细胞学检查的报告形式推荐使用宫颈细胞学贝塞斯达报告系统（又称 TBS 分类系统），具体如下。

（1）未见上皮内病变细胞和恶性细胞。

（2）上皮细胞异常。

1）未明确诊断意义的不典型鳞状上皮细胞（atypical cells of undetermined significance，ASC-US）、不排除高度鳞状细胞内瘤变。

2）低级别鳞状上皮内病变（LSIL）：CIN Ⅰ 级。

3）高级别鳞状上皮内病变（HSIL）：包括 CIN Ⅱ 级、CIN Ⅲ 级、原位癌。

4）鳞状细胞癌。

2. **HPV 检测**　可与细胞学检查联合应用于 25 岁以上女性的子宫颈癌筛查，也可用于 21～25 岁女性细胞学初筛出现轻度异常的分流处理，当细胞学检查结果为未明确诊断意义的不典型鳞状细胞时，进行高危型 HPV 检测，阳性者行阴道镜检查，阴性者 12 个月后行细胞学检查。可单独作为 25 岁以上女性的子宫颈癌初筛，阳性者用细胞学检查分流，阴性者常规随访。

3. **阴道镜检查**　筛查发现有异常，如细胞学 ASC-US 伴 HPV 检测阳性或细胞学 LSIL 及以上，HPV 检测 16 型或 18 型阳性者，建议行阴道镜检查。

4. 子宫颈活组织检查是确诊子宫颈鳞状上皮内病变的可靠方法。

5. **相关检查结果的处理流程**　高危型 HPV 阳性的处理流程见图 3-4-1，宫颈学异常的处理流程见图 3-4-2，宫颈细胞学与高危 HPV 联合检测结果异常的处理流程见图 3-4-3，组织病理学确诊 LSIL 和 HSIL 的处理流程见图 3-4-4 与图 3-4-5。

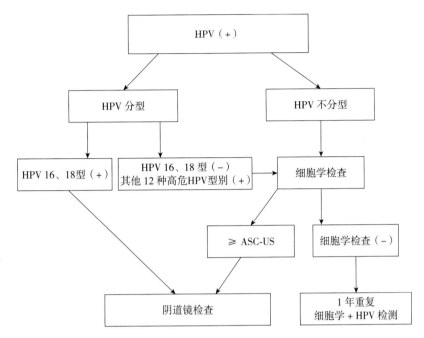

图 3-4-1　高危型 HPV 阳性的处理流程

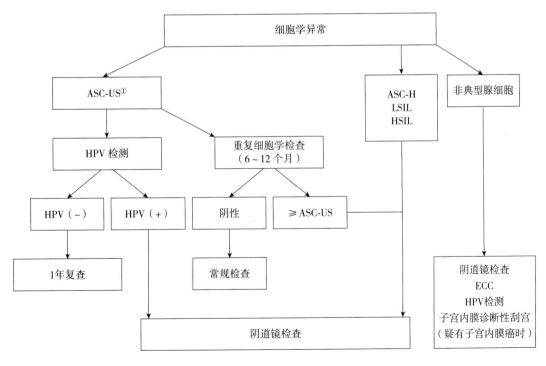

图 3-4-2　宫颈细胞学异常的处理流程

① 不能行高危型 HPV 检测成分时，可行阴道镜检查。

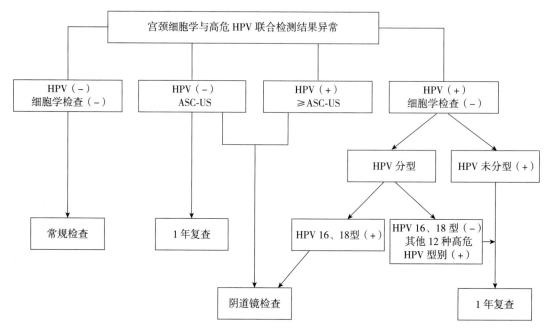

图 3-4-3　宫颈细胞学与高危 HPV 联合检测结果异常的处理流程

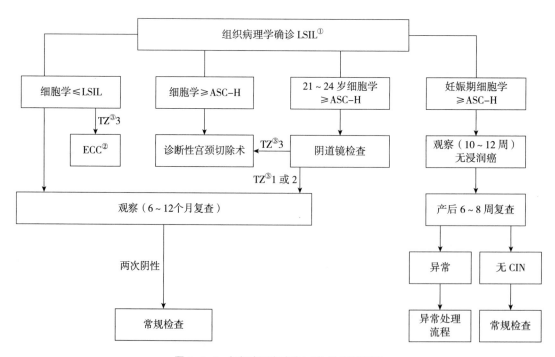

图 3-4-4　组织病理学确诊 LSIL 的处理流程

① 包括 CIN Ⅰ、CIN Ⅱ，P16（－）；② 依据组织学诊断级别进行相应的管理；③ 子宫颈转化区类型。

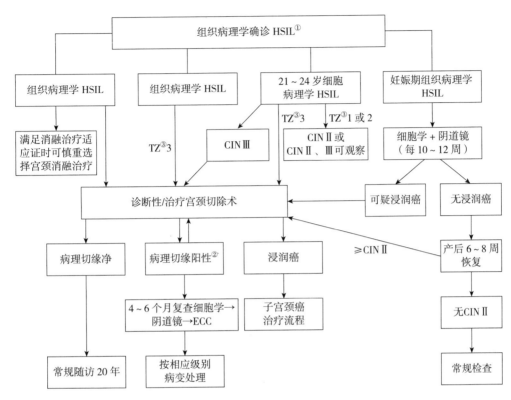

图 3-4-5 组织病理学确诊 HSIL 的处理流程

① 包括 CIN Ⅰ、CIN Ⅱ，P16（＋）；② 切缘组织病理学报告；③ 子宫颈转化区类型。

（五）治疗

1．LSIL 约 60% 会自然消退，细胞学检查为 LSIL 及以下者可仅观察随访。在随访过程中病变发展或持续存在 2 年者宜进行治疗。细胞学检查为 HSIL，阴道镜检查充分者可采用冷冻、激光等消融治疗。若阴道镜检查不充分，或不能排除 HSIL，或行子宫颈管内膜刮取术（endocervical curettage，ECC）检查阳性者采用子宫颈锥切术。

2．HSIL 可发展为浸润癌，需要治疗。阴道镜检查充分者可用子宫颈锥切术或消融治疗；阴道镜检查不充分者宜采用子宫颈锥切术，包括子宫颈环形电切除术（loop electrosurgical excision procedure，LEEP）和冷刀锥切术。经子宫颈锥切确诊、年龄较大、无生育要求、合并有其他妇科良性疾病手术指征的 HSIL 也可行筋膜外子宫全切术。

任务分析

本次任务要求对导入病例作出初步诊断，并告知需要做哪些辅助检查，分析如下。

（一）归纳病例特点

1．病因及诱因 生育年龄女性，孕 3 次分娩 1 次。

2. 主要症状特点　偶有性生活后出血。

生育年龄女性，孕 3 次分娩 1 次，偶有性生活后出血，妇科检查子宫颈轻度糜烂样改变，可拟诊子宫颈疾病。

（二）完善临床资料以明确诊断

辅助检查：考虑子宫颈疾病，可进行宫颈细胞学检查，如有条件，可加 HPV 检测，盆腔 B 超检查排除其他疾病有助鉴别。

（三）确定治疗原则

根据辅助检查结果，按照处理流程进行处理。

任务实施及评分标准

对该案例患者的诊疗流程及评分标准见表 3-4-2。

表 3-4-2　诊疗流程及评分标准

诊疗流程			内容要点	评分	注意事项
搜集临床资料	采集病史	问诊	了解疾病发生与发展过程	15	简明、系统、全面、完整，查阅患者既往病历资料
	体格检查	全身检查	测量生命体征，检查患者精神状态、面容、体态、浅表淋巴结、头颈、乳房等情况	5	全面、系统、准确地获得重要结果，体现人文关怀
		腹部检查	1. 视诊：观察腹部有无隆起、腹壁有无瘢痕等 2. 触诊：腹部有无压痛、反跳痛等 3. 叩诊：有无移动性浊音 4. 听诊：了解肠鸣音情况	5	
		盆腔检查	子宫颈可光滑，或局部红斑、白色上皮，或子宫颈糜烂样表现，一般无明显病灶，也可在妇科检查后发生接触性出血	5	
	实验室及辅助检查	子宫颈细胞学检查	CSIL 及早期宫颈癌筛查的基本方法，现推荐使用 TBS 分类系统	10	据病情合理选择检查项目，并注意结合临床解释检查结果
		高危型 HPV DNA 检查	可与细胞学检查联合应用于子宫颈癌的筛查，也可用于细胞学检查异常的分流	4	
		阴道镜检查	细胞学检查为 ASC-US 并高危 HPV 检测阳性，或低级别鳞状上皮内病变及以上者，应做阴道镜检查	3	
		子宫颈活组织检查	是确诊子宫颈鳞状上皮内病变的最可靠方法	3	

续表

诊疗流程		内容要点	评分	注意事项
分析资料并明确诊断	诊断	子宫颈鳞状上皮内病变	10	
	鉴别诊断	子宫颈炎、子宫颈柱状上皮异位等	5	
治疗方案与健康教育	治疗方案	1. 根据辅助检查结果，按照处理流程进行处理 2. 可观察随访，随访内容包括细胞学检查、HPV检查、阴道镜的检查。在随访过程中病变发展或持续存在2年者宜进行治疗。细胞学为 HSIL，阴道镜检查充分者可采用冷冻、激光等消融治疗。若阴道镜检查不充分，或不能排除 HSIL，或 ECC 检查阳性者采用子宫颈锥切术	15	
	健康教育	1. 定期进行宫颈癌的筛查，做到早发现、早诊断、早治疗 2. 预防性注射 HPV 疫苗	10	
综合评价		仪表整洁，态度和蔼，言语恰当 诊疗过程熟练规范 逻辑清晰，体现临床思维	2 4 4	

（周双双　黄　波）

模块四　常见儿科疾病诊疗

任务一

小儿生长发育

任务目标

1. 能正确测量小儿体格生长的常用指标。

2. 能认识小儿生长发育的规律及影响因素，识别小儿神经心理发育、小儿体格生长障碍及心理行为异常。

3. 能正确评价小儿体格生长发育和神经心理发育状况。

任务导入

幼儿，男，1岁7个月，由家长带至医院生长发育门诊进行体检，能独立行走，能弯腰拾东西，会大笑，能发出爸爸、妈妈之类的复音，能叫出物品名字，如灯、碗，指出自己的手、眼部位。

要求：请对该幼儿体格生长及神经心理行为发育情况进行评价。

相关理论知识

生长是指身体各器官、系统的长大，是量的增加，有相应的测量值表示其量的变化。发育是指细胞、组织、器官的分化与功能成熟，是质的改变。

（一）小儿生长发育的规律及影响因素

生长发育是连续性、非匀速性和阶段性的。各系统、器官生长发育不平衡，生长发育存在个体差异，生长发育一般规律为由上至下、由近至远、由粗至细、由简单至复杂、由低级至高级。其影响因素为遗传因素、环境因素、疾病等。

（二）体格生长及其评价

1. **体重**　体重为组织、器官及体液重量的总和，是反映儿童体格生长的指标。临床上多用体重计算药物剂量及液体量。

体重增长规律：非匀速增长过程，出生后第一年体重增长最快，是体重增长的第一个高峰期；出生后前3个月体重增长约等于后9个月体重增长；2岁至青春前期体重增长减慢，年增长2.0kg；进入青春期后，体重增长呈现第二个高峰，年增长4.0~5.0kg，持续2~3年。

体重计算公式：① 年龄≤6 个月，体重（kg）= 出生体重 + 月龄 ×0.7；② 年龄 7 ~ 12 个月，体重（kg）= 6 + 月龄 ×0.25；③ 年龄为 1 ~ 12 岁：体重（kg）= 年龄（岁）×2 + 8。

2．**身高（长）** 身高（长）指头顶到足底的长度，头部、脊柱和下肢长度的总和。

出生后第一年身高（长）增长最快，约为 25cm，出生后前 3 个月身长增长约等于后 9 个月身长增长，以后逐渐减慢，第二年身长增长约为 10cm。2 岁后到青春期前身高每年增长 5 ~ 7cm。2 ~ 12 岁身高估计公式：身高（cm）= 年龄 ×7cm + 75cm。

3．**头围** 头围为自眉弓上缘经枕骨结节绕头一周的最大围径，反映脑和颅骨的发育。

4．**胸围** 胸围为经胸部乳头下缘和两肩胛下角水平绕胸一周的长度，代表胸廓、胸背部肌肉、皮下脂肪及肺的发育程度。

5．**与体格生长有关的其他发育**

（1）骨骼发育

1）头颅骨：骨缝与囟门的闭合反映颅骨骨化过程。

前囟：菱形，用对边中点连线表示大小。最迟于 2 岁闭合，多数在 12 ~ 18 个月闭合。后囟：三角形。6 ~ 8 周闭合。颅骨缝：3 ~ 4 个月闭合。

2）长骨发育：长骨骨化中心反映其生长发育成熟程度。9 岁以前腕部骨化中心数目约为年龄加 1。

（2）牙齿生长

乳牙：20 颗，4 ~ 10 个月开始萌出，2.5 ~ 3 岁出齐。2 岁以内乳牙数约为月龄减 4 ~ 6。12 月龄后尚未萌出者可视为萌牙延迟。

恒牙：32 颗，6 ~ 8 岁开始萌出，个体差异较大。

6．**体格生长评价内容**

（1）生长水平：将特定时间，某一个体的各单项体格生长指标与同性别、同年龄人群相应参数进行横向比较来评价个体的体格生长状况。

（2）生长速度：对某一个体的各单项体格生长指标定期连续测量，纵向观察各指标的增长值，并与人群生长参数增长值对照，可及时早期发现和干预个体的生长偏离。

（3）匀称程度：评价个体各体格生长指标之间关系。

（三）神经心理行为发育及评定

1．**神经系统的发育** 胎儿期神经系统的发育领先于其他系统，新生儿脑重 370g，为成人脑重的 25%，1 岁时脑重 900g，为成人脑重的 60%，4 ~ 6 岁时脑重 1 300g，为成人脑重的 90%。新生儿神经细胞数目与成人接近，增重的是神经细胞体积的增大和树突的增多、加长，以及神经髓鞘的形成和发育，3 岁神经细胞分化完成，4 岁神经纤维完成髓鞘化。

2．**运动的发育**

（1）头尾规律：由近及远，由不协调到协调，由粗动作到细动作，先正面后反面。

（2）大运动发育：三抬、四翻、六坐、八爬、十站、周岁走、一岁半跑、二岁跳、三岁两脚交替下楼梯、五岁跳绳。

（3）精细运动发育：三握、五抓、七换手、九月对指。

3．语言的发育

（1）物质基础：听觉器官、大脑语言中枢、发音器官、语言交往。

（2）发育过程：发音、理解、表达。

任务分析

本次任务要求对导入病例作体格生长发育及神经心理行为发育评价，分析如下。

（一）病例特点

男，1岁7个月，需进行生长发育评估。

（二）确定评价方案

体格生长的常用指标为体重、身高（长）、头围、胸围、上臂围等，神经心理行为发育采用心理测试。

任务实施及评分标准

对该案例幼儿的生长发育评价流程及评分标准见表4-1-1。

表4-1-1　诊疗流程及评分标准

诊疗流程		内容要点	评分	注意事项
搜集临床资料	采集病史	询问出生史、家族史、喂养史、预防接种史	10	确认资料的真实性与可靠度
	体格检查	测量身高、体重、头围、胸围，检查颅骨、牙齿	15	注意运动、语言发育情况
	实验室检查	血常规、肝功能，必要时行遗传代谢、内分泌疾病筛查	15	须根据实际情况选择检查项目
分析资料并明确诊断	体格生长	对照参考人群生长曲线评价生长水平及匀称程度	20	神经心理行为发育评定根据年龄选择量表
	神经心理行为发育	丹佛发育筛查测验、贝利婴儿发育量表	20	
	健康教育	定期评价生长发育情况 合理喂养，科学添加辅食	10	
综合评价		仪表整洁，态度和蔼，言语恰当 诊疗过程熟练规范 逻辑清晰，体现临床思维	2 4 4	

（张丽娟）

任务二

儿童保健

任务目标

1. 能进行儿童计划免疫实施程序。
2. 能掌握各年龄期儿童保健的重点。
3. 能进行新生儿疾病筛查和新生儿家庭访视。

任务导入

假如你是一位社区妇幼保健人员，现所辖社区有出生后出院新生儿，请根据儿童保健相关要求做出具体工作安排。

相关理论知识

儿童保健是通过研究儿童各时期生长发育规律，生理和心理特点及其影响因素，采取相应积极防治措施，保证和促进儿童身心健康成长。

儿童保健的主要对象是 7 岁以下儿童，尤其是 3 岁以下儿童。

（一）儿童保健的具体措施

1. **生活护理与喂养**　生活护理、营养和喂养。
2. **计划免疫**　根据小儿的免疫特点和传染病发生的情况而制订的免疫程序，通过有计划地使用生物制品进行预防接种，以提高人群的免疫水平、达到控制和消灭传染病的目的。
3. **体格锻炼**　通过体格锻炼儿童不仅能获得适应外界环境变化的耐受能力和提高机体固有的防御能力，还可以锻炼儿童的意志，促进儿童德智体美全面发展。包括户外活动、皮肤锻炼和体育运动。
4. **儿童心理卫生**　培养儿童良好的生活习惯及社会适应能力。
5. **意外伤害的预防**　预防异物吸入、中毒、跌落伤、溺水等意外伤害。
6. **定期健康检查与生长监测**　新生儿访视、儿童保健门诊。

（二）儿童计划免疫程序

按照我国卫生行政部门规定，婴儿必须在 1 岁前完成卡介苗、脊髓灰质炎三价混合疫苗、百白破混合制剂、麻疹减毒疫苗及乙型肝炎病毒疫苗接种的基础免疫。

预防接种：用人工制备的疫苗类制剂（抗原）或免疫血清制剂（抗体），通过适当的途径接种到机体，使个体或群体产生对某种传染病的主动免疫或被动免疫，婴儿计划免疫程序见表 4-2-1。

表 4-2-1　婴儿计划免疫程序

时间	接种内容与方式
出生	卡介苗皮内注射，乙肝疫苗肌内注射
1 个月	乙肝疫苗肌内注射
2 个月	脊髓灰质炎疫苗口服
3 个月	脊髓灰质炎疫苗口服，百白破疫苗皮下注射
4 个月	脊髓灰质炎疫苗口服，百白破疫苗皮下注射
5 个月	百白破疫苗皮下注射
6 个月	乙肝疫苗肌内注射
8 个月	麻疹活疫苗皮下注射

（三）各年龄期保健重点

各年龄期保健重点见表 4-2-2。

表 4-2-2　各年龄期保健重点

年龄		生长特点	影响因素	保健重点	措施
胎儿期		依赖母体 器官成形 生长快	母亲：健康、营养、疾病、毒物、射线、情绪	1. 预防先天畸形 2. 防早产、胎儿宫内发育迟缓	定期产前检查
婴儿期	新生儿期	生长快 免疫力弱 体温中枢不成熟	营养、感染、环境温度	1. 科学喂养 2. 保暖 3. 皮肤清洁	新生儿筛查 新生儿访视 预防接种
	1~12个月婴儿	生长第一高峰 消化道不成熟 主动免疫不成熟 神经心理发育	营养、疾病、环境刺激	1. 科学喂养：与消化道功能发育适应 2. 早教：语言感知觉运动 3. 独立能力 4. 体格训练 5. 生活能力	1. 定期体检：<6个月，每月1次；>6个月，每2~3个月1次 2. 预防接种 3. 体格训练 4. 生活能力
幼儿期 （1~2岁）		生长速度减慢 心理发育进入关键期	教育环境、营养、疾病	1. 早教：生活习惯与能力、语言、性格社交 2. 预防事故 3. 合理营养	定期体检：每3~6个月1次
学前期 （3~5岁）		生长稳步增长 心理发育日益成熟 免疫活跃	教育环境、营养、免疫性疾病	1. 心理发育 2. 预防事故 3. 合理安排生活 4. 营养	定期体检：每6~12个月1次
学龄期 （6~12岁）		部分生长进入青春期，心理发育成熟，免疫活跃	教育环境、营养、免疫性疾病	1. 心理教育 2. 预防事故 3. 合理安排生活 4. 体格锻炼 5. 营养 6. 性教育	定期体检：每年1次

续表

年龄	生长特点	影响因素	保健重点	措施
青春期	生长第二高峰、性发育	教育环境、营养	1. 心理教育 2. 营养 3. 性教育 4. 体格锻炼	定期体检：每年 1 次

任务分析

本次任务要求为社区出院新生儿提供儿童保健具体措施，分析如下。

（一）任务特点

新生儿期是生命中最脆弱的时期，社区保健人员需进行家庭访视，进行指导处理。

（二）确定方案

新生儿出生后 28d 内举行 3～4 次家庭访视，及早发现问题，进行指导处理。

任务实施及评分标准

对案例中新生儿的诊疗流程及评分标准见表 4-2-3。

表 4-2-3 诊疗流程及评分标准

诊疗流程		内容要点	评分	注意事项
搜集临床资料	居家保健	重视居家环境，母婴同室	10	
	疫苗接种	按时接种卡介苗和乙肝疫苗	10	
	疾病筛查	听力筛查、疾病筛查（先天性甲状腺功能减退症、苯丙酮尿症）	10	
	科学喂养	尽早母乳喂养、科学喂养	10	
确定访视内容	访视方案	观察新生儿居室条件和卫生状况	10	如在访视中发现严重问题，立即转诊至医院治疗
		观察新生儿一般健康状况	10	
		询问新生儿出生情况和预防接种情况	10	
		测量体重、身高和全身体格检查	10	
		宣传和指导母乳喂养、正确护理和预防感染方法	10	
综合评价		仪表整洁，态度和蔼，言语恰当	2	
		诊疗过程熟练规范	4	
		逻辑清晰，体现临床思维	4	

（张丽娟）

任务三

儿童出疹性疾病

任务目标

1. 认识儿童常见出疹性疾病的临床特征。
2. 能对常见出疹性疾病进行初步诊断及病情评估。
3. 能识别传染性出疹性疾病，进行正确处置。

任务导入

患儿，男，2岁。发热、流涕4d，皮疹1d入院。患儿近4d反复发热，体温最高39℃，病程中伴流涕、畏光、流泪，在家给予口服阿莫西林颗粒、儿童氨酚黄那敏颗粒，无好转，仍反复发热。1d前耳后及颜面出现浅红色皮疹，逐渐蔓延至躯干。偶有咳嗽，无痰，精神饮食欠佳，大小便正常。

要求：请根据患者病情作出初步诊断，提出合理的治疗方案。

相关理论知识

出疹性疾病可分为传染性出疹性疾病及非传染性出疹性疾病。出疹性传染病是由病毒或细菌感染引起的急性呼吸道传染病，常见疾病有麻疹、猩红热、水痘、风疹、幼儿急疹等。非传染性出疹性疾病包括荨麻疹、婴儿湿疹等。

（一）麻疹

1. **流行病学特点**　麻疹病毒（RNA病毒），只有一个血清型，抗原性稳定。

（1）传染源：人是唯一的传染源。

（2）传染期：接触麻疹后5d至出疹后5d（并发肺炎时出疹后10d）。

（3）传播途径：飞沫传播，与患者密切接触或直接接触患者的鼻咽分泌物亦可传播。

（4）易感者：人类对麻疹普遍易感，凡未患过麻疹又未接受麻疹疫苗预防的人，一旦接触患者后，90%以上发病。患病后，多能获得持久免疫。

2. **典型表现**

（1）潜伏期：6~18d不等（平均10~12d）。

（2）前驱期：指从发热开始至出疹，一般为3~4d（发热、呼吸道炎和结膜炎，麻疹黏膜斑）。

（3）出疹期：在发热3~4d后出现皮疹，持续3~5d（热、咳等症状加重）。

（4）恢复期：出疹3~5d后、皮疹按出疹顺序消退（色素沉着、脱屑），症状逐渐缓解。

3. **诊断**

（1）流行病学资料：年龄、季节、接触史、预防接种史。

（2）临床表现：前驱期可见麻疹黏膜斑，出疹期皮疹的特点（出疹时间、皮疹形态、顺序及与发热的关系），恢复期有脱屑及色素沉着。

（3）实验室检查：血常规、麻疹特异性 IgM 的检测、多核巨细胞的检测、麻疹病毒抗原检测、逆转录聚合酶链式反应（reverse transcription-PCR，RT-PCR）检测麻疹病毒 RNA、病毒分离。

4．治疗 暂无特异性抗麻疹病毒药物，主要是支持治疗和对症治疗。

（1）一般治疗：休息，保持口腔、眼部清洁，保证充足的热量、水、维生素 A 等。

（2）对症治疗：高热可用小量退热剂，出疹期避免急骤退热，烦躁者镇静，剧咳时镇咳祛痰，继发细菌感染可给予抗生素。

5．预防

（1）控制传染源：隔离患者，出疹后 5 d，并发肺炎者 10d；接触过麻疹的易感者隔离检疫 3 周。

（2）切断传播途径：房间通风，患者住所、衣物按规定消毒。

（3）保护易感人群。

1）被动免疫：密切接触者尤其是免疫功能低下者，接触麻疹后 5d 内给予免疫球蛋白 0.25mg/kg 肌内注射，被动免疫可维持 3～8 周。

2）主动免疫：接种麻疹减毒活疫苗是预防麻疹最主要、最有效的措施。接种对象为 8 个月以上、未患过麻疹的儿童，0.2～0.25ml 皮下注射。

（二）水痘

1．流行病学特点 水痘 - 带状疱疹病毒（varicella-zoster virus，VZV）属疱疹病毒科 α 亚科，双链 DNA 病毒。只有一个血清型，在体外抵抗力低，对热、酸和各种有机溶剂敏感。

（1）传染源：水痘和带状疱疹患者。

（2）传染期：出疹前 1～2d 至疱疹全部结痂，约 7～8d。

（3）传播途径：呼吸道飞沫传播直接接触传播。

（4）易感人群：普遍易感，免疫力持久。

（5）流行特征：好发于 10 岁以下儿童（90%），6 个月内婴儿有被动抗体。

（6）流行季节：无严格季节性，但冬春季节多见。

2．典型临床表现

（1）潜伏期：一般 14d 左右（多为 10～21d）。

（2）前驱期：短（一般<24h，部分患儿无此期），症状轻。

（3）典型水痘：皮疹首先出现于头面部、躯干部，逐渐增多，最后达四肢，呈向心性分布，初为红色斑疹，数小时后变成丘疹，继之变为疱疹，后疱液变浑浊并中间凹陷、结痂，不留瘢痕。皮疹分批出现，各期皮疹同时存在，黏膜同时受累。

3．诊断

（1）流行病学资料：年龄、季节、接触史、预防接种史。

（2）临床表现：不同形态皮疹分批出现，呈向心性分布。

（3）实验室检查：外周血白细胞计数、病毒抗原检测、疱疹液直接荧光染色检查、病毒分离、血清学检查（特异性抗体 IgM 阳性、双份血清特异性抗体 IgG 滴度 4 倍以上增高）。

4．治疗　自限性疾病，对症治疗为主。

（1）对症治疗：止痒，退热，继发细菌感染时使用抗生素。

（2）抗病毒药物：轻者阿昔洛韦口服，重者阿昔洛韦静脉滴注。

（3）加强护理：勤换内衣、防皮肤抓伤，防治继发细菌感染，保持居室空气流通、供给充足水分和易消化食物。

（三）手足口病

1．流行病学特点　病原为小 RNA 病毒科肠道病毒属，最常见为柯萨奇病毒 A 组 16 型（CoxA16）及肠道病毒 71（EV71）型。抵抗力较强，对消毒剂不敏感。对热、紫外线、干燥敏感。

（1）传染源：患者和隐性感染者。

（2）传播途径：粪 – 口传播，也可经呼吸道及接触传播。

（3）易感人群：普遍易感，以 3 岁以下儿童为主。

（4）流行特征：全年均可发生，一般 5 ~ 7 月为发病高峰。

2．临床表现

（1）轻症病例：潜伏期 2 ~ 10d，多数急性起病，出现发热、口腔黏膜散在疱疹或溃疡，口腔疼痛、流涎、拒食。手、足和臀部出现斑丘疹、疱疹（离心性分布），多在一周内痊愈，预后良好。部分病例皮疹表现不典型，如单一部位或仅表现为斑丘疹典型水痘。

（2）重症病例：多见于 3 岁以下、病程 5d 以内。神经系统表现为脑炎、脑脊髓膜炎病变，甚至脑疝形成。呼吸系统表现为神经源性肺水肿。循环系统表现为循环不良、顽固性休克等。

3．诊断

（1）流行病学资料：年龄、季节、接触史、预防接种史。

（2）临床表现：急性起病，皮疹形态。

（3）实验室检查：血常规白细胞计数正常或降低，重症病例可明显升高；病原学检查：特异性核酸阳性或分离到病毒；血清学检查：特异性抗体检测阳性。

4．治疗　轻症病例无特效治疗。

（1）一般治疗：注意隔离，避免交叉感染，适当休息，清淡饮食，做好口腔和皮肤护理。

（2）对症治疗：发热、呕吐等给予中西医结合治疗。

做好患儿家长告知工作，重点在于病情的观察。

重症病例治疗原则：早发现、早治疗最为关键，对症处理。维持内环境稳定，营养支持。降低颅内压。呼吸循环支持。酌情应用激素、免疫球蛋白。恢复期康复治疗。

（四）儿童出疹性疾病鉴别诊断

常见儿童出疹性疾病鉴别诊断，见表 4-3-1。

表 4-3-1　儿童出疹性疾病鉴别诊断

疾病名称	病原	全身症状和其他特征	皮疹特点	发热与皮疹的关系
麻疹	麻疹病毒	呼吸道卡他症状、结膜炎、发热、麻疹黏膜斑（Koplik 斑）	红色斑丘疹，特别的出疹顺序，退疹后有色素沉着及细小脱屑	发热 3~4d，出疹时体温更高
风疹	风疹病毒	耳后、颈后、枕后淋巴结肿大	退疹后无色素沉着及脱屑	发热 0.5~1d 后出疹
幼儿急疹	人疱疹病毒 6 型	一般情况好，耳后、颈后、枕后淋巴结可肿大	颈及躯干部多见，一天出齐，次日消退	高热 3~5d，热退疹出
猩红热	乙型溶血性链球菌	高热、中毒症状重，咽峡炎、杨梅舌、环口苍白圈、扁桃体炎	皮肤弥漫充血，密集针尖大小丘疹，1 周后全身大片脱皮	发热 1~2d 出疹，出疹时高热

任务分析

本次任务要求对导入病例作出诊断，提出治疗方案，分析如下。

（一）病例特点

患儿 2 岁，反复高热后出现皮疹，发热前有上呼吸道感染症状，皮疹由耳后开始，不伴瘙痒。

（二）完善临床资料以明确诊断

1．**询问病史**　是否接触麻疹患者、预防接种史。
2．**体格检查**　是否有麻疹黏膜斑、皮疹形态及部位、肺部有无啰音。
3．**辅助检查**　血常规及病原学检查明确感染情况；必要时完善胸部 X 线检查。

（三）确定治疗方案

1．**一般治疗**　保持充足的热量、水的摄入，补充维生素。房间通风，保持衣物、口腔、眼部卫生。
2．**对症治疗**　退热，咳嗽剧烈可用止咳化痰药物。
3．**防治并发症**　并发细菌性肺炎、喉炎等加用抗生素治疗；喉炎严重使用糖皮质激素减轻喉部水肿，必要时使用镇静剂、吸氧。

任务实施与评分标准

对该案例患儿的诊疗流程及评分标准见表4-3-2。

表4-3-2　诊疗流程及评分标准

诊疗流程			内容要点		评分	注意事项
搜集临床资料	采集病史		了解疾病发生与发展过程；是否接触麻疹患者、预防接种史		10	确认资料真实、可靠
	体格检查	测量生命体征	体温、呼吸、脉搏		5	注意皮疹形态、出疹与发热时间关系
		视诊	颜面、咽部、口腔黏膜、全身皮肤		8	
		听诊	肺部、心脏、腹部		7	
		触诊	皮疹、腹部		5	
	实验室及辅助检查	血常规及血清学检测	明确病原及感染情况		5	据病情合理选择检查项目，注意结合临床解释检查结果
		影像学检测	胸部 X 线，明确有无肺部感染情况		5	
分析资料并明确诊断	诊断		麻疹：患儿 2 岁，反复高热后出现皮疹，发热前有上呼吸道感染症状，皮疹由耳后开始，不伴瘙痒		15	
	鉴别诊断		风疹、药物疹		5	
治疗方案与健康教育	治疗方案	一般治疗	保持充足的热量、水的摄入，补充维生素。房间通风，保持衣物、口腔、眼部卫生		5	防治并发症
		对症治疗	退热：布洛芬口服或对乙酰氨基酚塞肛，咳嗽剧烈可用止咳化痰药		10	
	健康教育	减少危险因素	增强体质，室内通风，注意手卫生，避免交叉感染		5	
		疫苗接种	麻疹疫苗接种		5	
综合评价			仪表整洁，态度和蔼，言语恰当 诊疗过程熟练规范 逻辑清晰，体现临床思维		2 4 4	

（张丽娟）

任务四

儿童呼吸系统疾病

任务目标

1. 掌握了解儿童呼吸系统解剖生理特点。
2. 掌握两种特殊上呼吸道感染、支气管肺炎的病因、临床表现、并发症及防治要点。

3．熟悉急性支气管炎的病因、临床表现及治疗措施。

任务导入

患儿，男，11 个月，因"鼻塞 2d，咳嗽发热 3d，加重伴气促 1d"入院，患儿 3d 前受凉后出现鼻塞，伴流涕，阵发性咳嗽，初为干咳，有发热，体温 38.5～39.5℃，家属自行给予口服"感冒药"，鼻塞好转，但咳嗽发热加重，有痰不易咳出，1d 前出现阵发性吵闹，咳嗽加重，伴气促，精神与进奶欠佳，无呕吐腹泻。既往体健。

要求：请根据患儿病情做出初步诊断，提出合理治疗方案。

相关理论知识

呼吸道以环状软骨下缘为界分为上、下呼吸道。上呼吸道包括鼻、鼻窦、鼻腔、咽、咽鼓管、会厌和喉，下呼吸道包括气管、支气管、毛细支气管、呼吸性支气管、肺泡管和肺泡。

（一）儿童呼吸道解剖特点

1．上呼吸道

（1）鼻和鼻窦：鼻和鼻腔相对短小，后鼻道狭窄，缺少鼻毛。鼻黏膜柔嫩，富于血管组织，易感染、堵塞。鼻黏膜与鼻窦黏膜相连，鼻窦口大，易致鼻炎、鼻窦炎，6 个月后即可患上颌窦及筛窦炎。

（2）咽和咽鼓管：咽部相对狭小，鼻咽部富于集结的淋巴组织。腭扁桃体至 1 岁末逐渐增大，4～10 岁发育达高峰，因此扁桃体炎多发生在年长儿，腭扁桃体肥大是儿童阻塞性睡眠呼吸暂停综合征的重要原因。婴幼儿咽鼓管较宽，短而直，呈水平位，上呼吸道感染后易并发中耳炎。

（3）喉：儿童喉腔狭窄，呈漏斗形，软骨柔软，声带及黏膜柔嫩，富于血管及淋巴组织，喉腔及声门狭小，患喉炎时易发生梗阻而致吸气性呼吸困难。

2．下呼吸道

气管分叉于第 3 胸椎水平，右侧支气管短粗且较直，左侧支气管细长，气道异物多发生于右侧。气管、支气管相对狭窄，软骨柔软，呼吸肌发育差，缺乏弹力组织。气道内血管丰富、黏膜柔软、纤毛运动差、黏液腺分泌不足。肺泡表面活性物质缺乏，血管丰富，毛细血管与淋巴组织间隙较宽，使婴幼儿肺的含气量少而含血量多。上呼吸道感染蔓延至下呼吸道，发生间质性肺炎、肺气肿或肺不张、肺下部坠积性肺炎。

3．胸膜、纵隔和胸廓

胸廓短，膈肌高，呈桶状胸。呼吸肌不发达，纵隔相对大，肺通气、换气功能差，易缺氧、二氧化碳潴留，胸腔疾病纵隔易出现移位。

（二）急性上呼吸道感染

各种病原引起的上呼吸道炎症，简称上感，俗称"感冒"，是儿童最常见的疾病。主要侵犯鼻、咽、扁桃体及喉部。

1. **病因**   病毒占90%以上，鼻病毒、呼吸道合胞病毒、流感病毒、副流感病毒、腺病毒、冠状病毒等；继发细菌感染（溶血性链球菌、肺炎链球菌、流感嗜血杆菌）、肺炎支原体。

2. **两种特殊类型上感**

（1）疱疹性咽峡炎：由柯萨奇病毒A组感染，夏秋季多发。病程1周左右。婴幼儿易合并下呼吸道感染

1）症状：主要表现为高热，咽痛，流涎，厌食，呕吐。

2）体征：局部以咽峡部（腭咽弓、悬雍垂、软腭）及口腔黏膜等处均可见大小不等的疱疹，初期红晕，后形成溃疡。

（2）咽眼结合膜热：由腺病毒感染，多见3、7、11型感染，并持续存于上呼吸道。春夏季多发，易在儿童集体场所流行。多急骤高热，伴扁桃体炎或化脓，双眼或一侧结膜炎，伴颈部、耳后淋巴结肿大和消化系统症状。病程1~2周，常合并下呼吸道感染。

3. **治疗**

（1）一般治疗：婴幼儿期提倡母乳喂养；改善居住环境，户外活动；加强营养、提高免疫力，避免到传染病流行区，室内应用食醋进行消毒。

（2）病因治疗：上呼吸道感染90%是病毒引起，为自限性疾病，可适当选用抗病毒药物，如利巴韦林、阿昔洛韦、更昔洛韦。合并中耳炎、扁桃体炎、鼻窦炎时可选用抗生素，常选择青霉素。

（三）支气管肺炎

1. **病因**   病毒病原占重要地位，尤其在起始阶段，主要为呼吸道合胞病毒（最多见）、腺病毒、流感病毒、副流感病毒等。细菌病原以肺炎链球菌最多见，葡萄球菌也较常见，肺炎杆菌、流感杆菌、铜绿假单胞菌等增多。其他如支原体、衣原体、真菌等有增加趋势。

2. **临床表现**

（1）全身症状：发热、精神不振或烦躁、食欲减退、腹泻。

（2）呼吸系统症状：咳嗽、气促、喘息。

（3）呼吸系统体征：呼吸困难、发绀、三凹征、啰音。

患儿病情轻重程度的评估见表4-4-1。

表4-4-1   患儿病情轻重程度评估

临床特征	轻度肺炎	重度肺炎
一般情况	好	差
拒食或脱水征	无	有
意识障碍	无	有
呼吸频率	正常或略增快	明显增快

续表

临床特征	轻度肺炎	重度肺炎
发绀	无	有
呼吸困难（呻吟、鼻翼扇动、三凹征）	无	有
肺浸润范围	≤1/3 的肺	多肺叶受累或≥2/3 的肺
胸腔积液	无	有
脉搏血氧饱和度	>96%	≤92%
肺外并发症	无	有
判断标准	出现上述所有表现	存在以上任何一项

3．辅助检查

（1）影像学检查：胸部 X 线检查示早期肺纹理增强，两肺透光度降低；之后两肺下叶、中内带出现点状或斑片状影，可融合；可有肺气肿、肺不张。

（2）胸部 CT：胸部 X 线未能显示肺炎征象而临床又高度怀疑肺炎；难以明确炎症部位；需同时了解有无纵隔内病变。

（3）病原诊断：细菌涂片、培养（痰、胸腔积液、经纤维支气管镜灌洗液、肺穿刺液、肺活检组织等）。

（4）病毒学检查：病毒分离与血清学试验；快速诊断：检测抗原、检测抗体（IgM、IgG）、分子生物学技术。

（5）支原体检查：肺炎支原体采用冷凝集试验，肺炎支原体分离培养和肺炎支原体特异性 IgM 和 IgG 抗体检测测定。衣原体采用细胞培养，痰培养检查，咽拭子肺炎衣原体直接分离，分子生物学技术等。

4．并发症 若为反复发作者，还应尽可能明确导致反复感染的原发疾病或诱因，如原发性或继发性免疫缺陷病、呼吸道局部畸形或结构异常、支气管异物、先天性心脏病等。

5．治疗

（1）治疗原则：改善通气、控制炎症、对症治疗、防止和治疗并发症。

（2）抗病原微生物治疗选药原则：有效和安全是选择抗菌药物的首要原则，先送细菌培养、根据临床经验选药，根据培养结果调整。轻者口服有效且安全，重症或口服难以吸收者，静脉给药。适宜剂量、合适疗程。选择呼吸道浓度高的药物，重症者宜静脉联合用药。3 个月以下或 5 岁以上，首选大环内酯类。4 个月～5 岁，首选大剂量阿莫西林或头孢菌素。考虑金黄色葡萄球菌，选苯唑西林或万古霉素，考虑细菌合并肺炎支原体或衣原体，可联合应用。

（3）疗程：一般用至热退且平稳、全身症状明显改善、呼吸道症状部分改善后 3～5d。病原微生物不同、病情轻重不等、存在菌血症与否等因素均影响肺炎疗程。一般肺炎链球菌肺炎疗程 7～10d。肺炎支原体肺炎、衣原体肺炎疗程平均 10～14d，个别严重者可适当延长。葡萄球菌肺炎在体温正常后 2 ~ 3 周可停药，一般总疗程≥6 周。

（4）糖皮质激素的应用指征：严重喘憋或呼吸衰竭；全身中毒症状明显；合并感染脓毒症休克；出现脑水肿；胸腔短期大量渗出。通常在有效抗生素应用情况下，短期使用 3 ~ 5d。常用药物如甲泼尼龙、琥珀酸氢化可的松、地塞米松。

任务分析

本次任务要求为导入病例做出初步诊断，提出合理治疗方案，分析如下。

（一）归纳病例特点

1. **病因及诱因**   11 月男性患儿，既往体健。此次起病前曾受凉。

2. **主要病例特点**   患儿发热，咳嗽渐重，后出现气促，精神进奶欠佳，阵发性吵闹不安。结合患儿年幼可拟诊支气管肺炎。

（二）完善临床资料以明确诊断

1. **询问病史**   是否完成计划免疫，喂养史。

2. **体格检查**   是否有呼吸困难、肺部啰音体征。

3. **辅助检查**   肺部影像学检查明确肺部情况；血常规及病原学检查明确感染情况；必要时完善血气分析判断是否存在呼吸衰竭。

4. **评估严重度**   患儿婴儿，气促、进奶欠佳，考虑重度支气管肺炎。

（三）确定治疗方案

1. **一般治疗**   保持呼吸道通畅：清除呼吸道分泌物、翻身拍背、体位引流、吸痰、雾化吸入；合理补充液体和电解质以保持水、电解质平衡；必要时镇静等治疗。

2. **氧疗**   鼻导管给氧的氧流量为 0.5 ~ 1L/min，氧浓度<40%；面罩给氧的氧流量为 2 ~ 4L/min；头罩给氧的氧流量为 5L/min。

3. **抗病原微生物治疗**   选用敏感药物治疗。

4. **糖皮质激素**   必要时可考虑短程激素治疗。

5. **机械通气**   患者并发较严重呼吸衰竭可使用。

任务实施

对该案例患儿的诊疗流程及评价标准见表 4-4-2。

表 4-4-2   诊疗流程及评价标准

诊疗流程			内容要点	评分	注意事项
搜集临床资料	采集病史	问诊	了解疾病发生与发展过程	10	简明、系统、全面、完整

诊疗流程			内容要点		评分	注意事项
搜集临床资料	体格检查	测量生命体征	体温、呼吸、脉搏、体重		5	全面、系统、准确获得重要结果，体现人文关怀
		监测	心率、血氧饱和度		5	
		听诊	呼吸音，干和 / 或湿啰音		5	
	实验室及辅助检查	血常规	明确感染情况		5	据病情合理选择检查项目，并注意结合临床解释检查结果
		病原学检查	明确病原及感染情况		5	
		影像学检查	胸部 X 线或 CT 明确肺部感染情况		5	
		血气分析	判断是否存在呼吸衰竭		5	
分析资料并明确诊断	诊断	支气管肺炎：11 个月男性患儿，受凉后起病，发热，咳嗽渐重，后出现气促，精神和进奶欠佳，阵发性吵闹不安			10	
	鉴别诊断	急性支气管炎、支气管异物、支气管哮喘、肺结核			5	
治疗方案与健康教育	治疗方案	一般治疗	保持呼吸道通畅：清除呼吸道分泌物、翻身拍背、体位引流、吸痰、雾化吸入；合理补充液体和电解质以保持水、电解质平衡；必要时镇静等治疗		5	防治并发症
		氧疗	鼻导管给氧的氧流量为 0.5～1L/min，氧浓度<40%；面罩给氧的氧流量为 2～4L/min；头罩给氧的氧流量为 5L/min		5	
		抗病原微生物治疗	选用敏感药物治疗		5	
		糖皮质激素	必要时考虑短程激素治疗		3	
		机械通气	并发较严重呼吸衰竭可用		2	
	健康教育	减少危险因素	避免受凉，室内通风		4	
		增强体质	积极防治营养不良、贫血及佝偻病等，注意手卫生，避免交叉感染		3	
		疫苗接种	肺炎链球菌疫苗（PCV7、PCV13、PPV23）、B 型流感嗜血杆菌结合疫苗、流感病毒疫苗等		3	
综合评价			仪表整洁，态度和蔼，言语恰当 诊疗过程熟练规范 逻辑清晰，体现临床思维		2 4 4	

（张丽娟）

模块五　脑卒中诊疗

任务一
缺血性脑卒中

任务目标

1. 认识缺血性脑卒中的临床表现。
2. 能对缺血性脑卒中患者进行初步诊断及病情评估。
3. 能早期识别急性脑梗死，能对急性脑梗死患者进行早期治疗、用药指导及健康教育。

任务导入

患者，男，70岁。因"突发言语困难，右侧肢体无力2h"入院。患者2h前吃早餐时，突然出现言语困难，讲话不流利，伴有右侧肢体无力，右上肢持物不稳，右下肢不能行走。无头痛、恶心呕吐，无肢体抽搐、大小便失禁及意识不清，路人拨打120急送入院，追问病史，入院前一天上午有过讲话困难，但持续10min左右自行缓解，未引起重视，未就诊，为求进一步诊治来院，行头部CT检查未见异常高密度影。既往有2型糖尿病史10年，平时口服阿卡波糖咀嚼片50mg，三餐时嚼服，血糖控制不详。有高血压病史15年，未监测血压，否认慢阻肺、心脏病、消化道出血等病史。个人和家族史：既往吸烟史30余年，平均20支/d，有脑卒中家族史。

要求：请根据患者病情作出初步诊断，并提出合理治疗方案。

相关理论知识

脑梗死又称缺血性脑卒中，是指各种原因所致脑部血液供应障碍，导致局部脑组织缺血、缺氧性坏死，而迅速出现相应神经功能缺损的一类临床综合征。

（一）脑梗死病因分型

目前临床实践中应用最为广泛的卒中分型有急性缺血性脑卒中实验（trial of org 10172 in acute stroke treatment，TOAST）分型和中国缺血性卒中分型（Chinese ischemic stroke subclassification，CISS）。

1. TOAST分型　大动脉粥样硬化型（large-artery atherosclerosis，LAA）；心源性栓塞（cardioembolism，CE）；小动脉闭塞型（small-vessel occlusion，SVO）；其他明确病因型（stroke of other etiologies，SOE）；不明原因型（stroke of undetermined etiology，SUE）。

2．CISS 分型　大动脉粥样硬化（large-artery atherosclerosis，LAA）；心源性卒中（cardiogenic stroke，CS）；穿支动脉疾病（penetrating artery disease，PAD）；其他病因（other etiologies，OE）；病因不确定（undetermined etiology，UE）。

（二）发病机制及病理生理

依据局部脑组织发生缺血坏死的机制，可将脑梗死分为三种主要病理生理学类型：脑血栓形成、脑栓塞和血流动力学机制，血管痉挛、机械压迫、血液学异常等机制也可致脑梗死。

1．**脑血栓形成**　局部血管发生动脉粥样硬化而继发血栓形成导致血管急性闭塞或严重狭窄。

2．**脑栓塞机制**

（1）动脉源性栓子：可理解为动脉 - 动脉栓塞，为动脉粥样硬化血管壁上的血栓栓子发生脱落，阻塞远端动脉。

（2）心源性栓子：通常来源于心房、心室壁血栓及心脏瓣膜赘生物。

（3）反常栓子：静脉栓子经未闭合的卵圆孔和缺损的房间隔迁移到脑动脉。

3．**血流动力学机制**　主要指在脑大动脉严重狭窄（≥70%）或闭塞的基础上，出现低血压或不可耐受的血压水平时，临床表现为头晕或血容量降低时，病变脑血管供血区出现脑血流灌注不足的现象，最终导致缺血性卒中。另有盗血综合征，是一种特殊形式的血流动力学危象，主要指脑动脉严重狭窄或闭塞后，其供血区的脑血流需要从邻近脑血管"盗取"，最后导致被盗血的脑血管供血不足，甚至导致神经功能缺损，如锁骨下动脉盗血、椎 - 基底动脉盗血等。

4．**其他发病机制**

（1）血管痉挛：如偏头痛性偏瘫、蛛网膜下腔出血后血管痉挛等。

（2）机械压迫：如血管型颈椎病，转头时可因为骨质增生压迫一侧椎动脉，导致椎 - 基底动脉（后循环）供血区脑血流灌注不足。

（3）血液学异常：主要指血液高凝状态，是多种因素引起的凝血、抗凝及纤溶功能失调的一种病理生理过程，具有易导致血栓形成的血液学变化。

（三）临床表现

1．**病史特点**　起病突然，常在安静或睡眠中发病；常伴有血管疾病危险因素；部分病例有短暂性脑缺血发作（transient ischemic attack，TIA），前驱症状如发作性肢体麻木、无力等，寒冷、劳累、腹泻、熬夜是常见诱因。

2．**临床表现**　取决于梗死灶的大小和部位，以及侧支循环和血管变异。患者一般意识清醒，当发生基底动脉血栓或大面积脑梗死时，可出现意识障碍，甚至危及生命。根据神经功能缺损的类别划分，缺血性卒中临床表现为高级皮层（语言、认知功能等）、运动、感觉功能障碍症状。根据不同血管支配区的脑组织缺血后功能障碍划分，临床表现为前循环（颈内动脉系统）和后循环（椎 - 基底动脉系统）缺血性卒中症状。

3．不同脑血管闭塞的临床特点　颈内动脉系统主要支配大脑半球前 2/3 和部分间脑的结构，椎 - 基底动脉系统主要支配大脑后 1/3 以及脑干、小脑和部分脊髓的结构，闭塞时呈现不同的临床表现。

（1）颈内动脉闭塞的表现：严重程度差异较大，症状性闭塞可表现为大脑中动脉和 /或大脑前动脉缺血症状。颈内动脉缺血，可出现单眼一过性黑矇，偶见永久性失明（视网膜动脉缺血）或霍纳综合征（Horner syndrome）（颈上交感神经节后纤维受损）。

（2）大脑中动脉闭塞的表现

1）主干闭塞：导致三偏症状，即病灶对侧偏瘫（包括中枢性面舌瘫和肢体瘫痪）、偏身感觉障碍及偏盲，伴双眼向病灶侧凝视，优势半球受累出现失语，非优势半球受累出现体象障碍，并可以出现意识障碍，大面积脑梗死继发严重脑水肿时，可导致脑疝，甚至死亡。

2）皮质支闭塞：① 上部分支闭塞导致病灶对侧面部、上下肢瘫痪（下肢瘫痪较上肢轻）和感觉缺失，双眼向病灶侧凝视程度轻，伴布罗卡失语症（优势半球）和体象障碍（非优势半球）通常不伴意识障碍；② 下部分支闭塞较少单独出现，导致对侧同向性上四分之一视野缺损，伴韦尼克失语症（优势半球），急性意识模糊状态（非优势半球），无偏瘫。

3）深穿支闭塞：最常见的是纹状体内囊梗死，表现为对侧中枢性轻偏瘫、对侧偏身感觉障碍，伴对侧同向性偏盲。优势半球病变出现皮质下失语，常为底节性失语，表现为自发性言语受限、音量小、语调低、持续时间短暂。

（3）大脑前动脉闭塞的表现

1）分出前交通动脉前的主干闭塞：可因对侧动脉的侧支循环代偿而不出现症状，但当双侧动脉起源于同一个大脑前动脉主干时，就会造成双侧大脑半球的前、内侧梗死，导致双下肢截瘫、二便失禁、意志缺失、运动性失语和额叶人格改变等。

2）分出前交通动脉后的大脑前动脉远端闭塞：导致对侧的足和下肢的感觉运动障碍，而上肢和肩部的瘫痪轻，面部和手部不受累。感觉丧失以辨别觉丧失为主，也可不出现。可以出现尿失禁（旁中央小叶受损）、淡漠、反应迟钝、欣快和缄默等（额极与胼胝体受损），对侧出现强握、吸吮反射和痉挛性强直（额叶受损）。

3）皮质支闭塞：导致对侧中枢性下肢瘫，可伴感觉障碍（胼周和胼缘动脉闭塞）；对侧肢体短暂性共济失调、强握反射及精神症状（眶动脉及额极动脉闭塞）。

4）深穿支闭塞：导致对侧中枢性面舌瘫、上肢近端轻瘫（内囊膝部和部分内囊前肢受损）。

（4）大脑后动脉闭塞的表现：因血管变异多和侧支循环代偿差异大，故症状复杂多样。

1）主干闭塞：典型临床表现是对侧同向性偏盲、偏身感觉障碍，不伴有偏瘫（大脑后动脉起始段的脚间支闭塞导致中脑大脑脚梗死才引起偏瘫）。

2）单侧皮质支闭塞：引起对侧同向性偏盲，上部视野较下部视野受累常见，黄斑区视力不受累。优势半球受累可出现失读、命名性失语、失认等。

3）双侧皮质支闭塞：可导致完全型皮质盲，有时伴有不成形的视幻觉、记忆受损（累及颞叶）、不能识别熟悉面孔（面容失认症）等。

4）大脑后动脉起始段的脚间支闭塞：可引起中脑中央和下丘脑综合征，包括垂直性凝视麻痹、昏睡甚至昏迷；旁正中动脉综合征，主要表现是同侧动眼神经麻痹和对侧偏瘫，即韦伯综合征（病变位于中脑基底部），同侧动眼神经麻痹和对侧共济失调、震颤，即克洛德综合征（病变位于中脑被盖部，动眼神经和结合臂）；同侧动眼神经麻痹和对侧不自主运动和震颤，即贝内迪克特综合征（病变位于中脑被盖部，动眼神经、红核和结合臂）。

（5）椎 - 基底动脉闭塞的表现：基底动脉或双侧椎动脉闭塞是危及生命的严重脑血管事件，引起脑干梗死，出现眩晕、呕吐、四肢瘫痪、共济失调、肺水肿、消化道出血、昏迷和高热等。脑桥病变出现针尖样瞳孔。

（四）常用辅助检查

1．**实验室检查** 为了迅速判断卒中样发作的病因，有些检查需要紧急实施，包括：快速血糖，以了解是否有低血糖发作；如果有出血倾向或不能确定是否使用了抗凝药物，需化验血常规（包括血小板）、凝血功能（血浆凝血酶原时间、国际标准化比值和活化部分凝血活酶时间）；肝肾功能、血电解质、血脂、肌钙蛋白、心肌酶谱等。

2．**影像学检查** 头部 CT 或 MRI，以明确卒中是缺血性卒中、出血性卒中或其他脑部疾病。

（1）头部 CT：可准确识别绝大多数颅内出血，并帮助鉴别非血管性病变（如脑肿瘤），是脑卒中患者的首选影像学检查方法。但头部 CT 对 24h 内、小的或脑干区的脑梗死病灶可能不能识别，可以根据临床症状和体征作出初步诊断，并行头部 MRI 检查进一步明确。

（2）多模式 CT：如 CT 灌注成像，可区别可逆性和不可逆性缺血，帮助识别缺血半暗带。

（3）MRI：MRI 可清晰显示早期缺血性梗死，梗死灶 T_1 呈低信号、T_2 呈高信号。弥散加权成像（diffusion weighted imaging，DWI）在症状出现数分钟内就能显示缺血灶。灌注加权成像（perfusion weighted imaging，PWI）可显示脑组织缺血范围及脑血流动力学状况。弥散 - 灌注不匹配（PWI 显示低灌注区而无相应大小的 DWI 异常）提示可能存在的缺血半暗带。

3．**病因学检查**

（1）血管病变检查：颈部血管彩超、经颅多普勒、CT 血管成像、磁共振血管成像和数字减影血管造影等，必要时针对颅内静脉系统进行检查。

（2）心电图检查：可明确有无心房颤动存在。超声心动图、经食管超声可发现心脏附壁血栓、心房黏液瘤、二尖瓣脱垂等可疑心源性栓子来源以及经颅多普勒超声发泡试验可发现有无卵圆孔未闭等情况。

（3）其他检查：血液流变性（如全血黏度、全血还原黏度）、蛋白C、蛋白S、抗凝血酶Ⅲ等化验可用于筛查遗传性高凝状态。可导致缺血性卒中的疾病的相关检查：免疫功能、甲状腺功能、肿瘤标志物等。

4. 其他检查　怀疑蛛网膜下腔出血而 CT 未提示，或怀疑脑卒中继发于感染性疾病如脑炎等，可行腰椎穿刺术；怀疑癫痫发展可行脑电图检查。

（五）诊断标准

1. 拟诊　老年男性，有高血压、糖尿病、吸烟等脑卒中高危因素，突然起病，病前可能存在短暂性脑缺血情况，发病迅速出现局灶性脑损害的症状和体征（失语、偏侧肢体无力麻木、一侧面部麻木或口角歪斜等），持续不缓解，结合头部 CT 检查排除脑出血及其他病变可拟诊。

2. 确诊　需进行头部 CT 或 MRI 检查发现责任梗死灶，即可明确诊断；当缺乏影像学责任病灶时，如果症状或体征持续 24h 以上，也可诊断急性脑梗死（acute cerebral infarct，ACI）。

3. 病情评估　卒中严重程度评估采用美国国立卫生研究院卒中量表（National Institute of Health stroke scale，NIHSS）（表 5-1-1），分值越高，表明神经功能缺损越严重。

表 5-1-1　美国国立卫生研究院卒中量表（NIHSS）

项目	评分标准
1a. 意识水平：必须选择 1 个反应	0= 清醒，反应敏锐 1= 嗜睡，最小刺激能唤醒患者完成指令、回答问题或有反应 2= 昏睡或反应迟钝，需要强烈反复刺激或疼痛刺激才能有非固定模式的反应 3= 昏迷，仅有反射活动或自发反应，或完全没反应、软瘫、无反应
1b. 意识水平提问：月份、年龄	0= 都正确 1= 正确回答一个 2= 两个都不正确或不能说
1c. 意识水平指令：要求睁眼、闭眼；非瘫痪手握拳、张手	0= 都正确 1= 正确完成一个 2= 都不正确
2. 凝视：只测试水平眼球运动	0= 正常 1= 部分凝视麻痹（单眼或双眼凝视异常，但无被动凝视或完全凝视麻痹） 2= 被动凝视或完全凝视麻痹（不能被头眼反射克服）
3. 视野：用手指数或视威胁方法检测上、下象限视野	0= 无视野缺失 1= 部分偏盲 2= 完全偏盲 3= 双侧偏盲（全盲，包括皮质盲）

续表

项目	评分标准
4. 面瘫：言语指令或动作示意，要求患者示齿、扬眉、闭眼	0= 正常 1= 最小（鼻唇沟变平、微笑时不对称） 2= 部分（下面部完全或几乎完全瘫痪） 3= 完全（单或双侧瘫痪，上下面部缺乏运动）
5. 上肢运动：上肢伸展：坐位 90°，卧位 45°，要求坚持 10s	0= 上肢于要求位置坚持 10s，无下落 1= 上肢能抬起，但不能维持 10s，下落时不撞击床或其他支持物 2= 能对抗一些重力，但上肢不能达到或维持坐位 90° 或卧位 45°，较快下落到床上 3= 不能抗重力，上肢快速下落 4= 无运动 截肢或关节融合（不测试仅记录：5a 左上肢，5b 右上肢）
6. 下肢运动：下肢卧位抬高 30°，要求坚持 5s	0= 于要求位置坚持 5s，不下落 1= 在 5s 末下落，不撞击床 2=5s 内较快下落到床上，但可抗重力 3= 快速落下，不能抗重力 4= 无运动 截肢或关节融合（不测试仅记录：6a 左下肢，6b 右下肢）
7. 肢体共济失调：双侧指鼻试验、跟 - 膝 - 胫试验	0= 没有共济失调 1= 一侧肢体有 2= 两侧肢体均有 截肢或关节融合（不测试仅记录）
8. 感觉：用针检查	0= 正常，没有感觉缺失 1= 轻到中度，患侧针刺感不明显或为钝性，或仅有触觉 2= 严重到完全感觉缺失（面、上肢、下肢无触觉）
9. 语言：命名、阅读性测试	0= 正常，无失语 1= 轻至中度失语：流利程度和理解能力有些下降，但表达无明显受限 2= 严重失语，患者语言破碎，听者须推理、询问、猜测，能交换的信息范围有限，检查者感到交流困难 3= 不能说话或完全失语，无言语或不能理解
10. 构音障碍：读或重复表上单词	0= 正常 1= 轻至中度障碍，有些发音不清，虽有困难，但能被理解 2= 言语不清，不能被理解 气管插管或其他物理障碍（不测试仅记录）
11. 忽视症：通过检验患者对左右侧同时发生的皮肤感觉和视觉刺激的识别能力来判断患者是否有忽视	0= 没有忽视症 1= 视、触、听、空间觉或个人的忽视；或对任何一种感觉的双侧同时刺激消失 2= 严重的偏侧忽视；超过一种形式的偏侧忽视；不认识自己的手，只对一侧空间定位

（六）治疗

1. 治疗原则 挽救缺血半暗带，避免或减轻原发性脑损伤，是急性脑梗死治疗的最根本目标。

（1）监测和维护生命体征，防止导致危及生命的并发症发生，维护身体主要脏器功能正常及内环境稳定。

（2）尽快阻止和逆转缺血性卒中发生、发展的病理生理进程，即尽快使狭窄或梗阻的血管再通，恢复有效的脑血流灌注，同时阻止血栓进一步发展与脑血流灌注的进一步下降。防治缺血再灌注损伤、改善脑细胞代谢、防治脑水肿等。

（3）详细了解缺血性卒中的危险因素、病因和发病机制，尽早启动二级预防。

（4）尽早启动康复治疗，恢复受损的躯体功能，评估和改善语言、认知、情绪等功能。

2．急性期的治疗方法

（1）一般处理

1）监测生命体征，吸氧，维持呼吸道通畅。

2）血压控制：约 70% 脑梗死患者急性期血压增高，多数患者在卒中后 24h 内血压自发降低。缺血性卒中后 24h 内血压升高的患者应谨慎处理，如收缩压≥180mmHg 或舒张压≥100mmHg，或伴有严重心功能不全、主动脉夹层、高血压脑病的患者，参考患者既往血压和治疗情况，可慎用降血压药物，并严密观察血压变化，注意避免血压过低或血容量不足。

3）血糖控制：急性期血糖过高或低血糖对脑组织皆有害，加强血糖监测，血糖值可控制在 7.7 ~ 10mmol/L。

4）体温控制：任何原因引起的体温增高，都应寻找和处理发热原因，并积极对症处理；体温>38℃的患者应该给予退热措施，以物理降温为主（冰帽、冰毯或医用酒精擦浴），必要时予以人工亚冬眠治疗，如存在感染应给予抗生素治疗。

5）维护水电解质平衡，加强营养支持。

（2）特异性治疗

1）血管再通或血运重建治疗

静脉溶栓：静脉溶栓药物包括重组组织型纤溶酶原激活剂（recombinant tissue-type plasminogen activator，rt-PA）和尿激酶。rt-PA 治疗的时间窗为 4.5h 内，尿激酶治疗的时间窗为 6h。

血管内介入治疗：① 动脉溶栓治疗，动脉溶栓的时间窗为 6h，视病情而定可适当延长；② 机械取栓治疗，机械取栓的时间窗为 6 ~ 24h；③ 血管成形术：包括球囊扩张和支架置入术等。

2）其他抗栓治疗

抗血小板聚集：对于不符合静脉溶栓或血管内治疗且无禁忌证的缺血性卒中患者，可首选单药阿司匹林 100mg/d 或硫酸氢氯吡格雷 75mg/d，长期服用。未接受静脉溶栓治疗的轻型卒中患者（NIHSS 评分≤3 分），在发病 24h 内应尽早启动双重抗血小板治疗（阿司匹林和硫酸氢氯吡格雷）并维持 21d，之后改为阿司匹林或硫酸氢氯吡格雷单药维持治疗。当上述抗血小板药物不耐受时可以考虑使用吲哚布芬（100mg/ 次、2 次 /d）或西洛他唑（100mg/次、2次/d）等。

抗凝治疗适应证：对于反复发作的心源性脑栓塞及静脉系统血栓形成患者可以适时启动抗凝治疗，可使用的抗凝药物包括普通肝素、低分子肝素、阿加曲班及口服抗凝剂（华法林、达比加群酯、利伐沙班、阿哌沙班、艾多沙班）等。

3）神经保护：脑保护剂包括自由基清除剂（如依达拉奉）、阿片受体拮抗药、电压门控性钙通道阻滞药、兴奋性氨基酸受体拮抗药、硫酸镁和他汀类药物等，通过降低脑代谢率与干预缺血引发的细胞毒性机制，减轻缺血性脑损伤。

3. 并发症处理

（1）脑水肿颅内压增高：脑水肿一般在发病后 3~5d 达到高峰，需要控制脑水肿，降低颅内压，预防脑疝。可使用甘露醇静脉滴注减轻脑水肿，降低颅内压，必要时也可用甘油果糖、呋塞米或白蛋白等。

（2）梗死后出血：症状性出血转化应停用抗栓治疗中致出血的药物，无症状性脑出血转化一般抗栓治疗药物可继续使用。需抗栓治疗时，应权衡利弊。

（3）癫痫：是否预防性地应用抗癫痫药，尚有争论，一般不推荐预防性使用抗癫痫药。一旦出现痫性发作，可以给予丙戊酸钠或苯妥英钠、卡马西平等一线抗癫痫药物。

（4）感染：缺血性卒中后常见的感染为肺炎、泌尿道感染，需要及时评估，防治相关感染。

（5）深静脉血栓形成（deep venous thrombosis，DVT）和肺栓塞：高龄、严重瘫痪和心房颤动均增加 DVT 风险，DVT 增加肺栓塞风险。应鼓励患者尽早活动，下肢抬高。对发生 DVT 和肺栓塞风险较高的患者可给予较低剂量的抗凝药物进行预防性抗凝治疗，如低分子肝素 4 000IU 左右，皮下注射，1 次 /d。

（6）上消化道出血：高龄和重症脑卒中患者急性期容易发生应激性溃疡，建议常规应用抗溃疡药（静脉给药）；对已发生消化道出血患者，应进行冰盐水洗胃、局部应用止血药；出血量多引起休克者，必要时输注新鲜全血或红细胞成分输血，或进行胃镜下止血或手术止血。

（7）吞咽困难：为防治卒中后肺炎与营养不良，应重视吞咽困难的评估与处理。患者开始进食、饮水或口服药物之前应评估吞咽功能，识别高危误吸患者。

4. 早期康复治疗　应制定短期和长期康复治疗计划，分阶段、因地制宜地选择治疗方法。卒中发病 24h 内不应进行早期、大量的运动。在病情稳定的情况下应尽早开始坐、站、走等活动。还应重视语言、运动等多方面的康复训练和心理治疗，常规进行卒中后抑郁的筛查，目的是尽量恢复患者日常生活自理能力。

（七）脑梗死二级预防

1. 改良生活方式　低盐低脂饮食，建议每日饮食种类多样化，使能量和营养的摄入趋于合理，推荐食盐摄入量≤6g/d，钾摄入量≥4.7g/d。劝导吸烟的患者戒烟，建议选择适合自己的身体活动来降低卒中的发生风险。

2．控制危险因素

（1）高血压：强化血压监测，普通高血压患者应将血压降至<140/90mmHg，伴心力衰竭、糖尿病或肾病的高血压患者依据其危险分层及耐受性还可进一步降低。老年人（≥65岁）可根据具体情况降至<150/90mmHg。

（2）糖尿病：强化血糖监测，达标标准：空腹血糖4.4～7.0mmol/L，餐后血糖4.4～10.0mmol/L，糖化血红蛋白降至<7%。

（3）血脂：血脂异常患者依据其危险分层决定血脂的目标值，主要以低密度脂蛋白胆固醇（LDL-C）为主，极高危者LDL-C<1.8mmol/L，高危者LDL-C<2.6mmol/L。

3．专科特异性治疗

（1）抗血小板聚集治疗：非心源性脑卒中推荐抗血小板治疗。可单独应用阿司匹林（100mg/d，1次/d），或硫酸氢氯吡格雷（75mg/d，1次/d）。

（2）抗凝治疗：对已明确诊断心源性脑栓塞或脑梗死伴心房颤动的患者一般推荐使用华法林抗凝治疗。除机械心脏瓣膜、风湿性心脏瓣膜病、中重度二尖瓣狭窄合并心房颤动患者之外，非瓣膜性心房颤动患者抗凝治疗可使用新型口服抗凝剂包括达比加群酯、利伐沙班、阿哌沙班以及依度沙班，应考虑个体化因素选择药物。

（3）外科手术或血管内介入治疗：对于年龄≥70岁的缺血性卒中或TIA患者，考虑进行颈动脉重建术时，总体颈动脉支架置入术（carotid artery stenting，CAS）风险高于颈动脉内膜剥脱术（carotid endarterectomy，CEA），可个体化选择术式；对于症状性颈内动脉狭窄患者，当无创影像学检查显示颈内动脉狭窄率≥70%或数字减影血管造影检查显示狭窄>50%，且预期围手术期卒中或死亡的风险<6%，如介入手术并发症发生风险较低，尤其是有严重心血管疾病合并症患者，可考虑行CAS治疗。

任务分析

本次任务要求对导入病例作出初步诊断，并提出合理治疗方案，分析如下。

（一）归纳病例特点

1．病因及诱因　老年男性患者，有高血压、糖尿病及长期大量吸烟史。此次起病前曾有短暂性脑缺血发作。

2．主要症状特点　突发言语困难、右侧肢体无力。

患者急性起病，有高血压、糖尿病史，有长期大量吸烟史，突发神经功能缺损的典型症状，头部CT未见异常高密度影，可拟诊急性脑梗死。

（二）完善临床资料以明确诊断

1．体格检查　是否有言语障碍、中枢性面舌瘫、肌力下降、感觉异常、病理征等异常体征。

2．辅助检查　快速血糖检测，以排除低血糖发作；头部CT检查可与脑出血等其他疾病相鉴别；行头颅 MRI 与 DWI 明确脑梗死病灶；头颈 CTA、头颅 MRA 或脑血管造影检查明确脑血管情况；CT 灌注成像（头颅 CTP）明确颅内灌注情况，帮助识别缺血半暗带；常规心电图及心电图连续动态监测，可排除各种心律失常。

3．脑梗死严重程度评估　采用美国国立卫生研究院卒中量表（NIHSS）评估卒中严重程度。

（三）确定治疗方案

1．立即纳入脑卒中绿色通道，监测生命体征。

2．超早期静脉溶栓治疗　发病在 4.5h 内符合适应证且无溶栓禁忌证采用 rt-PA 静脉溶栓治疗（rt-PA 0.9mg/kg，最大剂量 90mg）。如没有条件使用 rt-PA，且发病在 6h 内，可考虑尿激酶（100 万～150 万 IU）静脉溶栓。

3．血管内介入治疗　若存在大血管闭塞情况，经评估后可行血管内介入治疗（包括动脉溶栓、桥接、机械取栓等）。

4．抗血小板聚集药物（24h 后复查头颅 CT 未见出血）　阿司匹林肠溶片 100mg 口服，1 次 /d；硫酸氢氯吡格雷 75mg 口服，1 次 /d。

5．降低 LDL-C 药物　阿托伐他汀钙片 20mg 口服，每晚 1 次。

6．神经保护、改善侧支循环　临床上常用丁苯酞注射液或丁苯酞胶囊。

7．清除氧自由基　临床上常用依达拉奉注射液。

任务实施及评分标准

对该案例患者的诊疗流程及评分标准见表 5-1-2。

表 5-1-2　诊疗流程及评分标准

诊疗流程		内容要点	评分	注意事项
搜集临床资料	采集病史　问诊	了解疾病发生与发展过程	15	简明、系统、全面、完整，查阅患者既往病历资料
	体格检查　内科查体	生命体征，心肺腹部情况	5	全面、系统、准确地获得重要结果，体现人文关怀
	神经系统查体	意识状况，语言功能，面瘫情况，肌力与肌张力，感觉功能，病理反射，脑膜刺激征检查，共济运动	10	
	实验室与辅助检查　血糖	可偏高	5	据病情合理选择检查项目，并注意结合临床解释检查结果
	血常规、血生化、凝血功能及心电图	通常无特殊	3	
	头部 CT	未见异常高密度影	3	
	头颅磁共振	可发现脑梗死病灶及血管狭窄情况	3	

续表

诊疗流程		内容要点		评分	注意事项
分析资料并明确诊断	诊断	老年男性，有高血压、糖尿病、吸烟等脑卒中高危因素，突然起病，病前可能存在短暂性脑缺血情况，发病迅速出现局灶性脑损害的症状和体征（失语、偏侧肢体无力、一侧面部口角歪斜等），持续不缓解，结合头部CT检查排除脑出血及其他病变，可考虑脑梗死，待头颅磁共振进一步明确		10	患者急性起病，迅速出现局灶性脑损害的症状和体征，须排除其他引起同样情况的疾病，方可诊断脑梗死
	鉴别诊断	脑出血、脑栓塞、颅内占位病变等		5	
治疗方案与健康教育	治疗方案	超早期静脉溶栓治疗	rt-PA 静脉溶栓治疗（0.9mg/kg，最大剂量 90mg）或尿激酶（100 万～150 万 IU）静脉溶栓	5	防治并发症
		抗血小板药物	阿司匹林肠溶片 100mg 口服，1 次/d；硫酸氢氯吡格雷 75mg 口服，1 次/d（注意 24h 后复查头部 CT 无出血后使用）	5	
		降低 LDL-C	阿托伐他汀钙片 20mg 口服，每晚 1 次	5	
		神经保护、改善侧支循环	常用丁苯酞注射液或丁苯酞胶囊	5	
		清除氧自由基	常用依达拉奉注射液	5	
		其他治疗	控制血压血糖，预防感染、应激性溃疡、痫性发作和压疮，维持水电解质平衡	3	
	健康教育	尽量避免各种诱发因素；清淡饮食；戒烟限酒；保持心情愉悦；保持适当的体力活动；定期随诊复查		3	疾病的任何阶段戒烟都对脑血管病的控制有益
综合评价		仪表整洁，态度和蔼，言语恰当 诊疗过程熟练规范 逻辑清晰，体现临床思维		2 4 4	

任务拓展一

短暂性脑缺血发作（transient ischemic attack，TIA）诊疗要点见表 5-1-3。

表 5-1-3　短暂性脑缺血发作（TIA）诊疗要点

任务名称	短暂性脑缺血发作（TIA）诊疗要点	注意事项
病因及发病机制	1. 血流动力学改变　是在各种原因（如动脉硬化和动脉炎等）所致的颈内动脉系统或椎-基底动脉系统的动脉严重狭窄基础上，血压的急剧波动和下降导致原来靠侧支循环维持血液供应的脑区发生的一过性缺血 2. 微栓塞　主要来源于动脉粥样硬化的不稳定斑块或附壁血栓的破碎脱落、心源性栓子及胆固醇结晶等。微栓子阻塞小动脉常导致其供血区域脑组织缺血，当栓子破碎移向端或自发溶解时，血流恢复，症状缓解	

任务名称	短暂性脑缺血发作（TIA）诊疗要点	注意事项
症状特点	1. 好发于中老年人，多伴有高血压、动脉粥样硬化、糖尿病或高血脂等脑血管病危险因素 2. 发病突然，局部脑或视网膜功能障碍历时短暂，最长时间不超过24h，不留后遗症状 3. 常反复发作，每次发作受累的血管和部位有所不同，可分为颈内动脉系统 TIA 和椎 - 基底动脉系统 TIA	
体格检查	一般无神经功能缺损体征	
实验室及辅助检查	1. 头部 CT 平扫　基本正常 2. 头颅 MRI　大多正常，部分 DWI 可以在发病早期显示一过性缺血灶 3. 颅内外血管方面检查　颈部血管彩超、TCD、CTA 或 MRA 4. 血常规、肝肾功能、凝血功能、血糖、心电图等常规检查	需根据病情选择检查
诊断与鉴别诊断	1. 诊断　大多数 TIA 患者就诊时临床症状已消失，故诊断主要依靠病史。中老年患者突然出现局灶性脑功能损害症状，符合颈内动脉或椎 - 基底动脉系统及其分支缺血表现，并在短时间内症状完全恢复（多不超过 1h），应高度怀疑为 TIA。如果神经影像学检查没有发现神经功能缺损对应的病灶，临床即可诊断 TIA 2. 鉴别诊断　脑梗死、癫痫的部分发作、梅尼埃病、心脏疾病	患者出现发作性局灶性脑功能损害症状并在短时间内症状完全恢复，须排除其他引起同样情况的疾病，方可诊断
紧急处置措施	1. 抗血小板治疗　非心源性栓塞性 TIA 推荐抗血小板治疗 2. 抗凝治疗　心源性栓塞性 TIA 一般推荐抗凝治疗。主要包括肝素、低分子肝素、华法林及新型口服抗凝药（如达比加群酯、利伐沙班、阿哌沙班、依度沙班等） 3. 扩容治疗　纠正低灌注，适用于血流动力型 TIA 4. 溶栓治疗　若 TIA 再次发作，临床有脑梗死的诊断可能，不应等待，应按照卒中指南积极进行溶栓治疗 5. 其他　对有高纤维蛋白原血症的 TIA 患者，可选用降纤酶治疗。活血化瘀性中药制剂对 TIA 患者也可能有一定的治疗作用 6. TIA 的外科治疗和血管介入治疗　对适合 CEA、CAS 尽快手术 7. 控制危险因素	注意防治并发症
健康教育	1. 尽量避免各种诱发因素 2. 清淡饮食，戒烟限酒 3. 保持心情愉悦 4. 保持适当的体力活动 5. 定期随诊复查	在疾病的任何阶段戒烟都对 TIA 的控制有益

任务拓展二

脑栓塞诊疗要点见表 5-1-4。

表 5-1-4　脑栓塞诊疗要点

任务名称	脑栓塞诊疗要点	注意事项
病因及发病机制	1. 主要因心脏内脱落的血栓、动脉粥样硬化掉落的斑块、肿瘤细胞、脂肪、空气等各种不同来源的栓子阻塞脑血管，导致脑组织发生缺血、缺氧性坏死 2. 导致脑栓塞的病因有非瓣膜性心房颤动、风湿性心脏病、急性心肌梗死、左心室血栓、充血性心力衰竭、人工心脏瓣膜、扩张型心肌病及其他较少见的原因，如感染性心内膜炎、非细菌性血栓性心内膜炎、病态窦房结综合征、左心房黏液瘤、房间隔缺损、卵圆孔未闭、心房扑动、二尖瓣脱垂、二尖瓣环状钙化、心内膜纤维变性等	
症状特点	1. 可发生于任何年龄，典型脑栓塞多在活动中急骤发病，局灶性神经功能缺损症状数分钟达到高峰 2. 临床神经功能缺损和脑实质影像学表现与大动脉粥样硬化型脑梗死基本相同，但可能同时出现多个血管支配区域的脑损害。因大多数栓子阻塞大脑中动脉及分支，临床常表现为上肢瘫痪重，下肢瘫痪相对较轻，感觉和视觉功能障碍不明显。栓子移动可能最后阻塞皮质分支，表现为单纯失语或单纯偏盲等大脑皮质功能缺损症状 3. 不同部位血管栓塞会造成相应的血管闭塞综合征	
体格检查	语言功能：可出现失语 脑神经检查：可见中枢性面舌瘫 运动功能检查：肌力下降、肌张力正常或增高 感觉功能检查：可有感觉功能异常 神经反射检查：病理反射阳性 脑膜刺激征检查：阴性	
实验室及辅助检查	1. 头部 CT　未见异常高密度影 2. 头颅磁共振检查　可发现脑梗死病灶及血管狭窄情况 3. 颅内外血管方面检查　颈部血管彩超、TCD、CTA 或 MRA 4. 血常规、肝肾功能、凝血功能、血糖、心电图等常规检查 5. 血培养　发热和白细胞高时，排除感染性心内膜炎 6. 经颅多普勒超声发泡试验　卵圆孔未闭 7. 常规心电图、长程心电图　可作为确定心肌梗死、心房颤动和其他心律失常的依据	须根据病情选择检查项目
诊断与鉴别诊断	1. 诊断　①有潜在的心源性栓子来源，要求至少存在一种高度或中度心源性脑栓塞危险因素；②已排除大动脉粥样硬化型脑梗死、小动脉闭塞型脑梗死以及其他原因脑梗死；③临床表现和神经影像学改变支持脑栓塞诊断 2. 鉴别诊断　脑出血、脑栓塞、颅内占位病变等	
治疗原则	脑栓塞治疗与大动脉粥样硬化型脑梗死治疗原则基本相同 1. 心源性脑栓塞急性期　一般不推荐抗凝治疗，对大部分心房颤动导致的卒中患者，可在发病 4~14d 开始抗凝治疗，预防卒中复发。存在出血转化的高危患者（如大面积梗死、早期影像学出血转化表现、血压控制不佳或有出血倾向），抗凝治疗一般推迟到 14d 以后 2. 原发病治疗　针对性治疗原发病有利于脑栓塞病情控制和防止复发 （1）有心律失常者，应予以纠正 （2）对感染性栓塞应使用抗生素，并禁用溶栓和抗凝治疗，防止感染扩散 （3）对非细菌性血栓性心内膜炎，口服抗凝剂治疗其高凝状态的疗效欠佳，可采用肝素或低分子肝素治疗 （4）心房黏液瘤可行手术切除 （5）反常栓塞在卵圆孔未闭和深静脉血栓并存的情况下，可以考虑经导管卵圆孔封堵术治疗	注意防治并发症

续表

任务名称	脑栓塞诊疗要点	注意事项
健康教育	1. 尽量避免各种诱发因素 2. 清淡饮食 3. 戒烟限酒 4. 保持心情愉悦 5. 保持适当的体力活动 6. 定期随诊复查	在疾病的任何阶段戒烟都对脑血管疾病的控制有益

（万 跃 吕文蝶）

任务二
出血性脑卒中

任务目标

1. 认识脑出血的临床表现。
2. 能对脑出血患者进行初步诊断，并掌握急性期治疗要点和手术指征。
3. 能识别蛛网膜下腔出血，掌握蛛网膜下腔出血的治疗原则。

任务导入

患者，男，58 岁。患者 2h 前在小区棋牌室打牌，情绪激动后，突然出现头痛，在右前额部位持续胀痛，逐渐加重，且伴左侧半身无力，表现为左手不能理牌，想起身时左下肢不能站立，跌倒，伴呕吐胃内容物一次。被牌友们扶起后，发现其左侧口角流涎，言语表达不清晰，但能正确理解。"120" 急诊送入我院。患者近日常熬夜打牌。既往有高血压病史 3 年，最高达到 200/120mmHg，曾间断服用氨氯地平、珍菊降压片等药物，但近期未监测血压。否认糖尿病、心脏病及家族史。烟酒嗜好 40 余年，40 ~ 50 支 /d，黄酒 500ml/d。其父患高血压病。

要求：请根据患者病情作出初步诊断，并提出合理治疗方案。

相关理论知识

出血性脑卒中包括脑出血与蛛网膜下腔出血，是严重的脑血管疾病，其中脑出血（intracerebral hemorrhage，ICH）是指非外伤性脑实质内出血，发病率为每年 60 ~ 80/10 万，占我国全部脑卒中的 20% ~ 30%。虽然脑出血发病率低于脑梗死，但其致死率却高于后者，急性期病死率为 30% ~ 40%。下文重点阐述脑出血。

（一）病因、发病机制及病理生理

1. 病因　最常见病因是高血压合并细小动脉硬化，其他病因包括动 - 静脉血管畸形、脑淀粉样血管病变、血液病（如白血病、再生障碍性贫血、血小板减少性紫癜、血友病、红细胞增多症和镰状细胞病等）、抗凝或溶栓治疗等。

2. 发病机制　高血压脑出血的主要发病机制是脑内细小动脉在长期高血压作用下发生慢性病变破裂所致。颅内动脉具有中层肌细胞和外层结缔组织少及外弹力层缺失的特点。长期高血压可使脑细小动脉发生玻璃样变性，纤维素样坏死，甚至形成微动脉瘤或夹层动脉瘤，在此基础上血压骤然升高时易导致血管破裂出血。非高血压性脑出血，由于其病因不同，发病机制各异。

3. 病理　绝大多数高血压性 ICH 发生在基底核的壳核及内囊区，约占 ICH 的 70%，脑叶、脑干及小脑齿状核出血各占约 10%。壳核出血常侵入内囊，如出血量大也可破入侧脑室，使血液充满脑室系统和蛛网膜下腔；丘脑出血常破入第三脑室或侧脑室，向外也可损伤内囊；脑桥或小脑出血则可直接破入蛛网膜下腔或第四脑室。

高血压性 ICH 受累血管依次为大脑中动脉深穿支豆纹动脉、基底动脉脑桥支、大脑后动脉丘脑支、供应小脑齿状核及深部白质的小脑上动脉分支、顶枕交界区和颞叶白质分支。非高血压性 ICH 出血灶多位于皮质下。

病理检查可见血肿中心充满血液或紫色葡萄浆状血块，周围水肿，并有炎症细胞浸润。血肿较大时引起颅内压增高，可使脑组织和脑室移位、变形，重者形成脑疝。幕上的半球出血，血肿向下挤压下丘脑和脑干，使之移位，并常出现小脑幕疝。如下丘脑和脑干等中线结构下移可形成中心疝，如小脑大量出血可发生枕大孔疝。1~6 个月后血肿溶解，胶质增生，小出血灶形成胶质瘢痕，大出血灶形成椭圆形中风囊，囊腔内有含铁血黄素等血红蛋白降解产物和黄色透明黏液。

（二）典型症状

1. 一般表现　ICH 常见于 50 岁以上患者，男性稍多于女性，寒冷季节发病率较高，多有高血压病史。多在情绪波动或活动中突然发病，发病后病情常于数分钟至数小时内达到高峰，少数也可在安静状态下发病。前驱症状一般不明显。

ICH 患者发病后多有血压明显升高。由于颅内压升高，常有头痛、呕吐和不同程度的意识障碍，如嗜睡或昏迷等。

2. 局限性定位表现取决于出血量和出血部位

（1）基底核区出血：最常见，约占 ICH 病例的 70%，典型临床表现为对侧"三偏"（偏瘫、偏身感觉缺失和同向性偏盲）。还可出现凝视、失语、运动性震颤和帕金森综合征、偏身舞蹈 - 投掷样运动、精神障碍、认知障碍和人格改变等。尾状核头出血较少见，一般出血量不大，多经侧脑室前角破入脑室，常有头痛、呕吐、颈强直、精神症状，神经系统功能缺损症状并不多见，故临床酷似蛛网膜下腔出血。

（2）脑叶出血：约占脑出血的 5%～10%，常由脑动静脉畸形、血管淀粉样病变、血液病等所致。出血以顶叶最常见，其次为颞叶、枕叶、额叶，也有多发脑叶出血的病例。如额叶出血可有偏瘫、尿便障碍、Broca 失语、摸索和强握反射等；颞叶出血可有韦尼克失语症、精神症状、对侧上象限盲、癫痫；枕叶出血可有视野缺损；顶叶出血可有偏身感觉障碍、轻偏瘫、对侧下象限盲，非优势半球受累可有构象障碍。

（3）脑干出血：脑桥约占脑出血的 10%，多由基底动脉脑桥支破裂所致，出血灶多位于脑桥基底部与被盖部之间。大量出血患者迅即出现昏迷、双侧针尖样瞳孔、呕吐咖啡样胃内容物、中枢性高热、中枢性呼吸障碍、眼球浮动、四肢瘫痪和去大脑强直发作等。小量出血可无意识障碍，表现为交叉性瘫痪和共济失调性偏瘫，两眼向病灶侧凝视麻痹或核间性眼肌麻痹。中脑出血少见，常有头痛、呕吐和意识障碍。延髓出血更少见，临床表现为突然意识障碍，影响生命体征。

（4）小脑出血：约占脑出血的 10%。常有头痛、呕吐，眩晕和共济失调明显，起病突然，可伴有枕部疼痛。出血量较少者，主要表现为小脑受损症状，如患侧共济失调、眼震和小脑语言等，多无瘫痪；出血量较多者，尤其是小脑蚓部出血，病情迅展，发病时或病后 12～24h 内出现昏迷及脑干受压征象，双侧瞳孔缩小至针尖样、呼吸不规则等。暴发型则常突然昏迷，在数小时内迅速死亡。

（5）脑室出血：约占脑出血的 3%～5%，分为原发性和继发性脑室出血。原发性脑室出血多由脉络丛血管或室管膜下动脉破裂出血所致，继发性脑室出血是指脑实质出血破入脑室。常有头痛、呕吐，严重者出现意识障碍如深昏迷、脑膜刺激征、针尖样瞳孔、眼球分离斜视或浮动、四肢弛缓性瘫痪及去脑强直发作、高热、呼吸不规则、脉搏和血压不稳定等症状。临床上易误诊为蛛网膜下腔出血。

（三）常用辅助检查

1．CT 检查　颅脑 CT 扫描是诊断 ICH 的首选方法，可清楚显示出血部位、出血量大小、血肿形态，是否破入脑室以及血肿周围有无低密度水肿带和占位效应等。病灶多呈圆形或卵圆形均匀高密度区，边界清楚，脑室大量积血时多呈高密度铸型，脑室扩大。1 周后血肿周围有环形增强，血肿吸收后呈低密度或囊性变。脑室积血多在 2～3 周内完全吸收，而较大的脑实质内血肿一般需 6～7 周才可彻底消散。动态 CT 检查还可评价出血的进展情况。

2．MR 和 MRA 检查　对发现结构异常，明确脑出血的病因很有帮助。MRA 可发现脑血管畸形、血管瘤等病变。MRI 对检出脑干和小脑的出血灶和监测脑出血的演进过程优于 CT，对急性脑出血诊断不及 CT。脑出血时 MRI 影像变化规律如下：

（1）超急性期（<24h）为长 T_1、长 T_2 信号，与脑梗死、水肿不易鉴别。

（2）急性期（2～7d）为等 T_1 短 T_2 信号。

（3）亚急性期（8d 至 4 周）为短 T_1、长 T_2 信号。

（4）慢性期（>4 周）为长 T_1、长 T_2 信号。

3．**脑脊液检查**　脑出血患者一般无须进行腰椎穿刺检查，以免诱发脑疝形成，如须排除颅内感染和蛛网膜下腔出血，可谨慎进行。

4．**DSA**　脑出血患者一般不需要进行 DSA 检查，除非疑有血管畸形、血管炎或烟雾病又需外科手术或血管介入治疗时才考虑进行。DSA 可清楚显示异常血管和造影剂外漏的破裂血管及部位。

5．**其他检查**　包括血常规、血生化、凝血功能、心电图检查和胸部 X 线摄片检查。外周白细胞可暂时增高，血糖和尿素氮水平也可暂时升高，凝血酶原时间和活化部分凝血活酶时间异常提示有凝血功能障碍。

（四）诊断标准

1．**拟诊**　中老年患者在活动中或情绪激动时突然发病，迅速出现局灶性神经功能缺损症状以及头痛、呕吐等颅高压症状可拟诊。

2．**确诊**　需进行头部 CT 检查。

（五）治疗原则

治疗原则为安静卧床、脱水降颅压、调整血压、防止继续出血、加强护理、防治并发症，以挽救生命，降低死亡率、残疾率和减少复发。

1．**内科治疗**

（1）一般处理：一般应卧床休息 2～4 周，保持安静，避免情绪激动和血压升高。有意识障碍、消化道出血者宜禁食 24～48h。注意维持水电解质平衡、预防吸入性肺炎，早期积极控制感染。明显头痛、过度烦躁不安者，可酌情给予镇静止痛剂，便秘者可选用缓泻剂。

（2）降低颅内压：脑水肿可使颅内压（intracranial pressure，ICP）增高，并致脑疝形成，是影响脑出血死亡率及功能恢复的主要因素。积极控制脑水肿、降低颅内压是脑出血急性期治疗的重要环节。

颅内压升高者，应卧床、适度抬高床头、严密观察生命体征。需要脱水降颅压时，应给予甘露醇和高渗盐水静脉滴注，个体化选择用量及疗程。同时，注意监测心、肾及电解质情况。必要时，也可用呋塞米、甘油果糖和 / 或白蛋白。对伴有意识障碍的脑积水患者可行脑室引流以缓解颅内压增高。不建议应用激素治疗减轻脑水肿。

（3）调整血压：一般认为 ICH 患者血压升高是机体针对 ICP 升高，为保证脑组织血供的血管自动调节反应，随着 ICP 的下降血压也会下降，因此降低血压应首先以进行脱水降颅内压治疗为基础。但如果血压过高，又会增加再出血的风险，因此需要控制血压。调控血压时应考虑患者的年龄、有无高血压史、有无颅内高压、出血原因及发病时间等因素。

一般来说，当收缩压>200mmHg 或平均动脉压>150mmHg 时，要持续应用静脉降压药物积极降低血压；当收缩压>180mmHg 或平均动脉压>130mmHg 时，如果同时有疑似颅内压增高的证据，要考虑监测颅内压，可间断或持续应用静脉降压药物来降低血压，但要保证脑灌注压 50～70mmHg；如果没有颅内压增高的证据，降压目标则为160/90mmHg 或平均动脉压 110mmHg。降血压不能过快，要加强监测，防止因血压下降过快引起脑低灌注。脑出血恢复期应积极控制高血压，尽量将血压控制在正常范围内。

（4）止血治疗：止血药物如 6-氨基己酸、氨甲苯酸、巴曲酶等对高血压动脉硬化性出血的作用不大。如果有凝血功能障碍，可针对性给予止血药物治疗，例如肝素治疗并发的脑出血可用鱼精蛋白中和，华法林治疗并发的脑出血可用维生素 K_1 拮抗。

（5）亚低温治疗：是脑出血的辅助治疗方法，可能有一定效果，可在临床当中试用。

2. 外科治疗　严重脑出血危及患者生命时内科治疗通常无效，外科治疗则可能挽救生命。外科手术以其快速清除血肿、缓解高颅压、解除机械压迫的优势成为高血压脑出血治疗的重要方法。主要手术方法包括：去骨瓣减压术、小骨窗开颅血肿清除术、钻孔血肿抽吸术和脑室穿刺引流术等。

目前对于外科手术适应证、方法和时机选择尚无一致性意见，主要应根据出血部位、病因、出血量及患者年龄、意识状态、全身状况决定。一般认为手术宜在早期（发病后6～24h 内）进行。

以下临床情况，可个体化考虑选择外科开颅手术或微创手术治疗：

（1）出现神经功能恶化或脑干受压的小脑出血者，无论有无脑室梗阻致脑积水的表现，都应尽快手术清除血肿。不推荐单纯脑室引流而不进行血肿清除。

（2）对于脑叶出血超过 30ml 且距皮质表面 1cm 内的患者，可考虑标准开颅术清除幕上血肿或微创手术清除血肿。

（3）发病 72h 内、血肿体积 20～40ml、格拉斯哥昏迷量表评分≥9 分的幕上高血压脑出血患者，在有条件的医院，经严格选择后可应用微创手术联合或不联合溶栓药物液化引流清除血肿。

（4）40ml 以上重症脑出血患者由于血肿占位效应导致意识障碍恶化者，可考虑微创手术清除血肿。

（5）微创治疗应尽可能清除血肿，使治疗结束时残余血肿体积≤15ml。

（6）病因未明确的脑出血患者，行微创手术前应行血管相关检查（CTA、MRA、DSA）排除血管病变，规避和降低再出血风险。

3. 康复治疗　脑出血后，只要患者的生命体征平稳、病情不再进展，宜尽早进行康复治疗。适度地强化康复治疗措施并逐步合理地增加幅度。建议对脑出血患者进行多学科综合性康复治疗。实施医院、社区及家庭三级康复治疗措施，并力求妥善衔接，以期使患者获得最大益处。

（六）预防

所有脑出血患者均应控制血压，长期血压控制目标为 130/80mmHg 是合理的。生活方式的改变，包括戒烟限酒，避免药物滥用，治疗阻塞性睡眠呼吸暂停低通气综合征也对预防脑出血复发有益。

任务分析

本次任务要求对导入病例作出初步诊断，并提出合理治疗方案，分析如下。

（一）归纳病例特点

1．**病因及诱因** 老年男性患者，疲劳及情绪激动后急性起病。既往有高血压病史，血压控制不良。有长期大量吸烟史。

2．**主要症状特点** 突发头痛，伴有左侧肢体无力，左侧口角流涎，言语不清。伴有呕吐。

患者有高血压家族史，有长期大量吸烟史，情绪激动后突发头痛，伴有神经功能缺损症状，伴有呕吐，可拟诊为脑出血。

（二）完善临床资料以明确诊断

1．**体格检查** 是否血压升高、意识障碍、感觉运动障碍、共济运动障碍、脑膜刺激征、病理征、腱反射等异常体征。

2．**辅助检查** 完善头部 CT 检查、血常规、血液生化、凝血功能、心电图检查和胸部 X 线摄片检查。

（三）确定治疗方案

1．绝对卧床、颈部抬高 35°，保持呼吸道通畅，监测生命体征。

2．**控制脑水肿、降低颅内压** 20% 甘露醇 125ml 静脉滴注，每 8 小时 1 次；甘油果糖 250ml 静脉滴注，每 12 小时 1 次。

3．**控制和稳定血压** 盐酸乌拉地尔注射液 100mg 注入 30ml 0.9% 氯化钠注射液静脉泵入，泵速视患者血压调节情况设置，控制血压在 140/90mmHg 以下，48h 后改为口服降压药维持。

4．**维持酸碱平衡及水电解质平衡** 监测肝、肾功能，电解质水平以及血气分析。

5．**预防及治疗并发症** 注意预防感染、应激性溃疡、痫性发作和压疮。必要时给予对应药物治疗。

6．**生活方式干预** 尽量避免各种诱发因素（如天气变化，情绪激动等）；控制血压；戒烟限酒。

任务实施及评分标准

对该案例患者的诊疗流程及评分标准见表 5-2-1。

表 5-2-1　诊疗流程及评分标准

诊疗流程			内容要点	评分	注意事项
搜集临床资料	采集病史	问诊	了解疾病发生与发展过程	15	简明、系统、全面、完整，查阅患者既往病历资料
	体格检查	内科查体	生命体征，心肺腹部情况	5	全面、系统、准确地获得重要结果，体现人文关怀
		神经系统查体	意识状况，语言功能，面瘫情况，肌力与肌张力，感觉功能，病理反射，脑膜刺激征检查，共济运动	10	
	实验室辅助检查	头颅 CT	出血灶显示高密度影	5	据病情合理选择检查项目，并注意结合临床解释检查结果
		血常规、凝血功能、血液生化	通常无明显异常	3	
		心电图	了解心脏情况	3	
		胸片	了解肺部有无感染	3	
分析资料并明确诊断	诊断		老年男性患者，疲劳及情绪激动后急性起病。突发头痛，左侧中枢性面瘫，左侧肢体肌力下降、病理征阳性。既往有高血压病史，血压控制不良，入院血压 200/120mmHg。有长期大量吸烟史。结合头部 CT 结果，右侧基底节区脑出血诊断明确	10	
	鉴别诊断		蛛网膜下腔出血、脑肿瘤出血、中毒等	5	
治疗方案与健康教育	治疗方案	确定治疗原则	绝对卧床、颈部抬高 35°，保持呼吸道通畅，监测生命体征	5	降低颅内压防治并发症
		控制脑水肿、降低颅内压	20% 甘露醇 125ml 静脉滴注，每 8 小时 1 次；甘油果糖 250ml 静脉滴注，每 12 小时 1 次	5	
		控制和稳定血压	盐酸乌拉地尔注射液 100mg 注入 30ml 0.9% 氯化钠注射液中，静脉泵入，泵速视患者血压调节，控制血压在 140/90mmHg 以下，48h 后改为口服降压药维持	5	
		维持酸碱平衡及水电解质平衡	监测肝、肾功能，电解质水平以及血气分析	5	
		预防及治疗并发症	注意预防感染、应激性溃疡、痫性发作和压疮，必要时给予对应药物治疗	5	
	健康教育		尽量避免各种诱发因素（如天气变化、情绪激动等）；控制血压；戒烟限酒	6	
综合评价			仪表整洁，态度和蔼，言语恰当	2	
			诊疗过程熟练规范	4	
			逻辑清晰，体现临床思维	4	

任务拓展

蛛网膜下腔出血（subarachnoid haemorrhage，SAH）的诊疗要点见表 5-2-2。

表 5-2-2　蛛网膜下腔出血诊疗要点

任务名称	蛛网膜下腔出血（SAH）诊疗要点	注意事项
定义	颅内血管破裂，血液流入蛛网膜下腔，称为蛛网膜下腔出血（SAH）。分为外伤性和自发性。自发性又分为原发性和继发性两种类型。原发性蛛网膜下腔出血为脑底或脑表面血管病变（如先天性动脉瘤、脑血管畸形、高血压脑动脉硬化所致的微动脉瘤等）破裂，血液流入蛛网膜下腔，占急性脑卒中的 10% 左右；继发性蛛网膜下腔出血为脑内血肿穿破脑组织，血液流入蛛网膜下腔	
病因及发病机制	1. 颅内动脉瘤　是最常见的病因（占 50%~80%） 2. 血管畸形　约占 SAH 病因的 10%，其中动静脉畸形（AVM）占血管畸形的 80%。多见于青年人，90% 以上位于幕上，常见于大脑中动脉分布区 3. 其他　如烟雾病（占儿童 SAH 的 20%）、颅内肿瘤、垂体卒中、血液系统疾病、颅内静脉系统血栓和抗凝治疗并发症等 4. 约 10% 患者病因不明 上述病因导致血管壁病变，血管破裂，血液流入蛛网膜下腔	
临床表现	以中青年发病居多，起病突然数秒或数分钟内发生，多数患者发病前有明显诱因（剧烈运动、过度疲劳、用力排便、情绪激动等）。一般症状主要包括： 1. 头痛　突发异常剧烈全头痛，患者常将头痛表述为"一生中经历的最严重的头痛"，头痛不能缓解或呈进行性加重，多伴发一过性意识障碍和恶心、呕吐 2. 脑膜刺激征　患者出现颈强、克尼格征和布鲁津斯基征等脑膜刺激征 3. 眼症状　20% 患者眼底玻璃体下片状出血	
实验室及辅助检查	1. 头颅 CT　怀疑 SAH 首选头颅 CT，早期敏感性高，显示脑池和蛛网膜下腔高密度出血征 2. 腰椎穿刺　如果 CT 扫描结果阴性，建议行腰穿脑脊液检查。均匀血性脑脊液是特征性表现 3. 经颅多普勒超声　可作为非入侵技术监测脑血管痉挛情况 4. 其他　血常规、凝血功能、肝功能、肾功能等有助于寻找其他出血原因	须根据病情选择检查项目
诊断与鉴别诊断	1. 诊断　突然发生的持续性剧烈头痛、呕吐、脑膜刺激征阳性，伴或不伴意识障碍，检查无局灶性神经系统体征，应高度怀疑蛛网膜下腔出血。同时 CT 证实脑池和蛛网膜下腔高密度征象或腰穿检查示压力增高和血性脑脊液等可临床确诊 2. 鉴别诊断　高血压性脑出血、颅内感染、脑肿瘤、其他	

续表

任务名称	蛛网膜下腔出血（SAH）诊疗要点	注意事项
治疗原则	急性期治疗目的：防治再出血，降低颅内压，防治继发性脑血管痉挛，减少并发症，寻找出血原因、治疗原发病和预防复发。必要时外科治疗 1. 一般处理 绝对卧床 4～6 周，避免用力和情绪波动，保持大便通畅，烦躁者给予镇静药，头痛者给予镇痛药，监测生命体征 2. 药物治疗 （1）控制脑水肿、降低颅内压：20% 甘露醇 125ml 静脉滴注，每 8 小时 1 次；甘油果糖 250ml 静脉滴注，每 12 小时 1 次 （2）控制和稳定血压：防止血压过高导致再出血，同时注意维持脑灌注压 （3）抗纤溶药物：可适当应用止血药物 （4）预防脑血管痉挛：早期管理阶段口服尼莫地平能有效减少 SAH 引发的不良结局 （5）脑积水处理：进行脑脊液分流术治疗 （6）癫痫的防治：可在 SAH 出血后的早期，预防性应用抗惊厥药 （7）放脑脊液疗法：每次释放脑脊液 10～20ml，每周 2 次，可以促进血液吸收和缓解头痛，也可减少脑血管痉挛和脑积水发生。但应警惕脑疝、颅内感染和再出血的危险 （8）维持酸碱平衡及水电解质平衡：监测肝、肾功能，电解质水平以及血气分析	建议尽量在可同时提供外科和血管内治疗这两种疗法的医院内对患者进行治疗
健康教育	1. 控制危险因素 包括高血压、吸烟、酗酒、吸毒等 2. 筛查和处理高危人群尚未破裂的动脉瘤 破裂动脉瘤患者经治疗后每年新发动脉瘤的概率为 1%～2%，对此类患者进行远期的影像学随访具有一定意义。若在动脉瘤破裂前就对其进行干预，则有可能避免 SAH 带来的巨大危害	在疾病的任何阶段戒烟都对脑血管疾病的控制有益

蛛网膜下腔出血与脑出血的鉴别要点见表 5-2-3。

表 5-2-3　蛛网膜下腔出血与脑出血的鉴别要点

	蛛网膜下腔出血	脑出血
发病年龄	动脉瘤多发于 40～60 岁，动静脉畸形青少年多见，常在 10～40 岁发病	50～65 岁多见
常见病因	动脉瘤、动静脉畸形	高血压、脑动脉粥样硬化
起病速度	急骤，数分钟症状达到高峰	数十分钟至数小时达到高峰
血压	正常或增高	通常显著增高
头痛	极常见，剧烈	常见，较剧烈
意识障碍	一过性意识障碍	重症患者持续性意识障碍
局灶症状	颈强直，克尼格征、布鲁津斯基等脑膜刺激征阳性，常无局灶性体征	偏瘫、偏身感觉障碍、偏盲及失语等局灶性体征
眼底	可见玻璃体膜下片状出血	眼底动脉硬化，可见视网膜出血
头部 CT	脑池、脑室及蛛网膜下腔	脑实质内高密度病灶
脑脊液	均匀一致血性	洗肉水样

（万　跃　刘晓燕）

任务三

脑卒中神经康复

任务目标

1. 认识脑卒中的神经康复管理。
2. 掌握脑卒中功能障碍的神经康复方法。
3. 能对脑卒中患者进行康复指导及健康教育，制定脑卒中各个阶段康复治疗方案。

任务导入

患者，女，68岁。发现言语障碍伴右侧肢体无力8小时。患者于凌晨2点左右起床如厕时发现讲话吐词欠清、右侧肢体稍乏力，未予重视；早上8点左右起床时发现言语含糊及右侧肢体无力加重，不能行走，伴头痛，小便失禁一次，无意识障碍，无头晕呕吐，无抽搐，紧急来院就诊，查头部CT未见出血，既往高血压病史10余年，最高血压220/120mmHg，目前服用依那普利片10mg，1次/d，自诉血压控制尚可。有高脂血症病史。

要求：根据患者病情作出初步诊断，提出合理治疗方案。

相关理论知识

（一）脑卒中神经康复管理模式——三级康复网络

脑卒中康复的管理涉及多学科、多部门的合作，包括脑卒中的三级康复体系、公众健康教育、脑卒中的二级预防和脑卒中的康复流程。规范化的康复管理与治疗对降低急性脑血管病的致残率、提高生活质量具有十分重要的意义。

1. **脑卒中的一级康复**　一级康复是脑卒中的早期康复，患者早期在医院急诊室、卒中单元（综合卒中单元或卒中康复单元）或神经内科的常规治疗及早期康复治疗。一级康复多在发病后14d以内开始。此阶段多为卧床期，主要进行良肢位摆放，关节被动活动，早期床边坐位保持和坐位平衡训练。

2. **脑卒中的二级康复**　二级康复是脑卒中恢复期的康复，一般在康复中心和综合医院中的康复医学科进行。此阶段的训练内容主要是坐位平衡、移乘、站立、重心转移、跨步、进食、更衣、排泄，全身协调性训练、立位平衡、实用步行、手杖使用及上下楼梯等。

3. **脑卒中的三级康复**　三级康复是脑卒中慢性期或后遗症期的康复，患者经过一段时间专业康复后，如果可以进行社区生活，就可以考虑让患者出院。社区康复医生在二级康复的基础上，根据患者居住环境制订康复计划并负责实施训练。如果患者功能恢复达到平台期，可以对患者及其家属进行康复宣教，使患者可以在家中进行常规的锻炼以维持功能。如果患者功能仍有改善的空间，建议重新评价患者的功能，制订新的康复计划并继续康复治疗。

（二）脑卒中的功能障碍和康复治疗

脑卒中的功能障碍主要包括运动功能障碍、感觉功能障碍、认知障碍、情绪障碍、言语和语言障碍、吞咽障碍、排泄障碍及心肺功能障碍等。

1. 运动功能障碍的康复

（1）康复治疗开始时间：脑卒中患者尽早接受全面的康复治疗，在病情稳定后即可介入康复评价和康复护理措施，以期获得最佳的功能水平，减少并发症。

（2）康复治疗强度：脑卒中患者病情稳定（生命体征稳定，症状体征不再进展）后应尽早介入康复治疗。脑卒中患者的康复训练强度要考虑到患者的体力、耐力和心肺功能情况，在条件许可的情况下，适当增加训练强度是有益的。

（3）肌力训练：肌肉无力是脑卒中后的常见损害，肌肉无力和肌肉痉挛是影响脑卒中后患者运动功能恢复的主要因素。对于脑卒中肌力差的患者，在康复过程中应当针对相应的肌肉给予以下康复训练方法：① 给予适当的渐进式抗阻训练，进行肌力强化训练。② 肌电生物反馈疗法与常规康复治疗相结合。③ 功能电刺激治疗。

（4）痉挛的防治：痉挛是脑卒中后患者一个最重要的损害。痉挛可以导致肌肉短缩、姿势异常、疼痛和关节挛缩。由于挛缩会限制受累关节的活动，引起疼痛，所以会妨碍康复并限制患者恢复的潜力。早期治疗是关键，公认的治疗措施包括被动扩大关节活动度，促进关节主动运动，联合应用抗痉挛药物治疗。如果不进行运动治疗，单纯应用抗痉挛药物只能暂时降低肌张力，而不能改善肢体功能。典型的治疗痉挛的方法是阶梯式的，开始采用保守的疗法，逐渐过渡到侵入式的疗法。体位摆放、被动伸展和关节活动度训练可以缓解痉挛，而且每天应该进行数次训练。挛缩的矫正方法还包括夹板疗法、连续性造模和手术纠正。

（5）运动功能障碍康复训练方法的选择：运动功能的康复训练方法包括传统的肌力增强训练、关节活动度训练，以及新兴的康复训练技术如强制性运动疗法、减重步行训练、运动再学习方案等。各种方案都有其理论基础和临床应用实践，并且都有其侧重点和优缺点。治疗师可以根据各自掌握的理论体系和患者具体的功能障碍特点，以具体任务为导向，综合实施康复治疗方案。

（6）强制性运动疗法：该方法通过限制健侧上肢活动，达到强制使用和强化训练患肢的目的。

（7）减重步行训练：脑卒中急性期患者有大约一半以上不能行走，需要一段时间的功能康复才能获得一定的步行能力。步行训练除传统的康复方法外，减重步行训练是近几年来治疗脑卒中偏瘫步态的一种新的康复方法。训练通过支持一部分的体重使得下肢负重减轻，为双下肢提供对称的重量转移，使患肢尽早负重，并重复练习完整的步行周期，延长患侧下肢支撑期，同时增加训练的安全性。

（8）运动再学习方案：运动再学习方案是 20 世纪 80 年代由澳大利亚学者提出。该方法认为，脑卒中患者的功能恢复主要依靠脑的可塑性，重新获得运动能力是一个再学习的过程，注重把训练内容转移到日常生活中去。在促进脑卒中后运动功能障碍的恢复训练方面，运动再学习方案显示出一定的潜力。

2．感觉功能障碍的康复　触觉和本体感觉是进行运动的前提，脑卒中常导致偏身感觉障碍，它对躯体的协调、平衡及运动功能有明显影响。同时由于感觉的丧失和迟钝，还易造成烫伤、创伤以及感染等。研究发现，触觉（浅感觉）和肌肉运动知觉（深感觉）可通过特定感觉训练而得以改善，感觉关联性训练可有助于患者功能的改善。深感觉障碍训练须将感觉训练与运动训练结合起来，如在训练中对关节进行挤压、负重；充分利用健肢引导患肢做出正确的动作并获得自身体会。浅感觉障碍训练以对皮肤施加触觉刺激为主，如使用痛触觉刺激、冰-温水交替温度刺激、选用恰当的姿势对实物进行触摸筛选等，也可使用鲁德技术对患肢进行治疗。

3．认知障碍的康复　建议应用简易精神状态检查（mini-mental state examination，MMSE）等进行认知功能评定。建议应用乙酰胆碱酯酶抑制剂来改善脑卒中后认知功能和全脑功能；应用钙通道阻滞剂尼莫地平来预防和延缓脑卒中后认知功能损害或痴呆的发生发展。

4．情绪障碍的康复　所有脑卒中患者均应注意卒中后情绪障碍。建议应用汉密尔顿焦虑量表（hamilton anxiety scale，HAMA）、抑郁量表（hamilton depression scale，HAMD）进行卒中后焦虑抑郁筛查。出现卒中后抑郁或情绪不稳的患者可以使用抗抑郁药物治疗或心理治疗。

5．言语和语言障碍的康复　建议脑卒中后失语症患者早期进行康复训练，并适当增加训练强度；集中强制性语言训练有助于以运动性失语为主的患者的语言功能恢复。

6．吞咽障碍的康复　吞咽障碍的治疗与管理最终目的是使患者能够达到安全、充分、独立摄取足够的营养及水分。吞咽障碍的治疗涉及代偿性及治疗性方法。代偿性方法包括保持口腔卫生、进食姿势的改变、食物性状的调整等。治疗性方法主要是通过直接（有食）及间接（无食）训练来改变吞咽的过程，改善患者的运动及感觉。

7．排泄障碍的康复　急性脑卒中患者应常规进行膀胱功能评价，脑卒中后尿流动力学检查是膀胱功能评价的方法之一。建议为排泄障碍的患者制订和执行膀胱、肠道训练计划。

8．心肺功能障碍的康复　对于并发冠状动脉粥样硬化性心脏病的脑卒中患者进行运动疗法干预时，应进行重要的心肺功能指标检测。当患者在训练时出现心率、血压、血氧饱和度的明显变化，或出现明显胸闷气短、晕厥、胸痛时应停止或调整训练强度。

（三）中医在脑卒中后康复中的应用

由于中医的特殊理论体系，目前国际上普遍接受的循证医学理论不完全适合用来衡量中医疗法的疗效。因此在临床应用时，应以实用性为原则，采用因人而异的方法，中医在脑卒中康复中的应用需要继续探索。中医结合现代康复方法治疗脑卒中是普遍接受的观点，中医在治疗偏瘫、吞咽障碍、失语症等方面有一定治疗效果，脑卒中康复过程中可以在现代康复医学的基础上结合中医传统疗法。针灸在脑卒中弛缓性瘫痪期能加速肢体的恢复过程，提高运动功能；对肢体痉挛严重的患者建议给予按摩治疗，以减轻疲劳，缓解肌张力。建议对延髓麻痹的患者给予针灸治疗。

任务分析

本次任务要求对导入病例作出初步诊断，提出合理治疗方案，分析如下。

（一）归纳病例特点

1. **病因及诱因**　老年女性患者，有高血压、高脂血症病史。
2. **主要症状特点**　言语障碍，右侧肢体无力。

有高血压、高脂血症病史，结合头部 CT 未见出血可拟诊断为脑梗死。

（二）完善临床资料以明确诊断

1. **体格检查**　是否有言语障碍、中枢性面舌瘫、肌力下降、感觉异常、病理征、共济失调等异常体征。

2. **辅助检查**　快速血糖检测，以排除低血糖发作；头部 CT 检查可与脑出血等其他疾病相鉴别；进行头颅 MRI 与 DWI 明确脑梗死病灶；头颈 CT 血管造影、头颅磁共振血管成像或脑血管造影检查明确脑血管情况；头颅 CT 灌注成像明确颅内灌注情况，帮助识别缺血半暗带；常规心电图及心电图连续动态监测，可排除各种心律失常。

（三）确定治疗方案

立即纳入脑卒中绿色通道，监测生命体征

1. **超早期静脉溶栓治疗**　发病在 4.5h 内，符合适应证且无溶栓禁忌证，采用 rt-PA 静脉溶栓治疗（rt-PA 0.9mg/kg，最大剂量 90mg）。如没有条件使用 rt-PA，且发病在 6h 内，可考虑尿激酶（100 万 ~ 150 万 IU）静脉溶栓。该患者发病时间已超溶栓时间窗，故未行溶栓治疗。

2. **血管内介入治疗**　若存在大血管闭塞及狭窄情况，经评估后可行血管内介入治疗（包括动脉溶栓、桥接、机械取栓、支架置入等）。

3. **药物治疗**

（1）抗血小板聚集药物（24h 后复查头颅 CT 未见出血）阿司匹林肠溶片 100mg 口服，1 次 /d；硫酸氢氯吡格雷 75mg 口服，1 次 /d。

（2）降低 LDL-C 药物：阿托伐他汀钙片 20mg 口服，每晚 1 次。

（3）神经保护、改善侧支循环：临床上常用丁苯酞注射液或丁苯酞胶囊。

（4）清除氧自由基：临床上常用依达拉奉注射液。

（5）减轻脑水肿：可根据病情使用甘露醇、甘油果糖等脱水药。

4．确定康复治疗方案

（1）脑卒中患者尽早接受全面的康复治疗。

（2）针对患者神经功能缺失引起的具体功能障碍，拟定相应功能训练计划。

（3）尽早进行针灸、推拿等中医疗法。

任务实施及评分标准

对该案例患者的诊疗流程及评分标准见表 5-3-1。

表 5-3-1　诊疗流程及评分标准

诊疗流程			内容要点	评分	注意事项
搜集临床资料	采集病史	问诊	了解疾病发生与发展过程	10	简明、系统、全面、完整，查阅患者既往病历资料
	体格检查	内科查体	生命体征，心肺腹检查	5	全面、系统、准确地获得重要结果，体现人文关怀
		神经系统查体	意识状况，语言功能，面瘫情况，肌力与肌张力，感觉功能，病理反射，脑膜刺激征检查，共济运动	15	
	实验室与辅助检查	血常规、血生化、心电图检查	多无明显异常	5	据病情合理选择检查项目，并注意结合临床解释检查结果
		血脂	尤其 LDL-C	3	
		头部 CT	未见异常高密度影像	3	
		头颅 MRI	可发现脑梗死病灶及了解血管狭窄情况	5	
分析资料并明确诊断	诊断		老年女性，有高血压、高脂血症等脑卒中高危因素，突然起病，病前可能存在短暂性脑缺血情况，发病迅速出现局灶性脑损害症状和体征（失语、偏侧肢体无力），持续不缓解，结合头部 CT 检查排除脑出血及其他病变可考虑脑梗死，头颅 MRI 可进一步明确	10	患者急性起病，迅速出现局灶性脑损害症状和体征，须排除其他引起同样情况的疾病，方可诊断脑梗死
	鉴别诊断		脑出血、脑栓塞、颅内占位病变等	5	
治疗方案与健康教育	治疗方案	超早期静脉溶栓治疗	患者发病超溶栓时间窗，未行溶栓治疗	5	防治并发症
		抗血小板药物	阿司匹林肠溶片 100mg 口服，1 次 /d，硫酸氢氯吡格雷 75mg 口服，1 次 /d（注意 24h 后复查头部 CT 无出血后使用）	5	
		降低 LDL-C 药物	阿托伐他汀钙片 20mg 口服，每晚 1 次	5	
		神经保护、改善侧支循环	常用丁苯酞注射液或丁苯酞胶囊	3	
		清除氧自由基	常用依达拉奉注射液	3	

续表

诊疗流程		内容要点		评分	注意事项
治疗方案与健康教育	治疗方案	脑卒中康复治疗	患者急性脑梗死，有运动、语言功能障碍，急性期可行针灸、推拿等中医治疗，待病情平稳后恢复期时给予康复锻炼，言语训练，以及精细动作的训练	3	防治并发症
	健康教育		尽量避免各种诱发因素；低盐低脂饮食；戒烟限酒；保持心情愉悦；保持适当的体力活动，树立患者信心，院外仍需检查康复；定期随诊复查	5	坚持二级预防，脑卒中康复应至少坚持6个月
综合评价		仪表整洁，态度和蔼，言语恰当 诊疗过程熟练规范 逻辑清晰，体现临床思维		2 4 4	

（万　跃　陆承航）